49歳からの「若返る」教科書

人生設計の技術

元井益郎
薬学博士
motoi masuro

新評論

まえがき――元気いっぱいの若さを取り戻そう！

「お父さん、ずいぶん髪が少なくなったね！　それ以上減ると、一緒に街は歩けないね！」

朝、洗面所で中学生の娘（当時）に言われたひと言です。私の通勤と娘の通学時間が同じであったため、鏡を通して言われてしまったのです。ちなみに、このとき私は四九歳でした。

確かに、シャンプーをするとおそらく二〇〇〜三〇〇本ぐらいの髪が毎回抜け落ちていました。朝、目覚めると、枕カバーには抜け毛が残っています。最近、めっきり薄くなり、体型もメタボになっているなーと感じていた矢先のひと言でした。娘からすれば軽い冗談だったのかもしれませんが、私にとっては心臓に突き刺さるような言葉でした。

この当時（一五年前）は、首を前に出し、ヨチヨチとペンギンスタイルで歩いていました。そして、休日といえば、リビングのソファに張り付いたまま動かない「濡れ落ち葉」状態でテレビを見るだけといった生活を送っていました。

妻から「少しは運動しなさいよ！」と言われ、連れていかれたジムのトレッドミル（コンベア式の走る機械）に乗っても、腰に響いてくる痛さから一分も走れませんでした。現実を知ったときの「愕然さ」、とても言い表すことができません。

五〇歳前後の男女であれば、たぶん同じような思いや経験をされていることでしょう。そう、私にかぎらないはずです。そして、多くの人が「歳だから仕方がない……」というひと言で納得し、なんの対処もしないまま、さらに酷い状態になっていくわけです。その先に待っている状態はというと、答えを言わずともお分かりでしょう。

しかし私は、このときに何としてでも「若さを取り戻す」と決心し、よいと思われることは実践し、そのための勉強をはじめ、「美と若さ」に関連する健康素材の研究まではじめることにしました。さまざまなジャンルの本を読むということは頭脳を活性化させますので、行動様式にも変化が現れてきます。

そして数年後、「アンチエイジング」という言葉がまったく知られていなかった二〇〇〇年のある日、隅田川沿いの「リバーサイドホテル」で開催される「アンチエイジングセミナー」なるものがあることを知り、自分の求めるものが学問になっていることに驚いたのです。もちろん、興味津々で参加を決意しました。何と言っても初めての参加、結構勇気がいるものです。よく覚えていませんが、このときの参加者は数十人だったように思います。

このときのセミナーで、「エイジング（加齢）は遅らせることができる。いや、遅らせるだけでなく若さを取り戻せる」と強く感じました。暗いトンネルの先に、明るい光が差し込んだ瞬間です。

その後、この会は発展し、現在は「日本抗加齢医学会[1]」として最新情報をさまざまな形で発信しています。私も学会には毎回参加しており、「アンチエイジング（抗加齢）医学」を学んでいます。この学会に参加したことで知ったのは、日本の医師や薬剤師は、命の根源にかかわる本格的な「栄養学」を勉強していないということでした。

それではと、「国立健康・栄養研究所[2]」が医師や薬剤師らに栄養学を教える「NR（栄養情報担当者）制度」で私は栄養学を学ぶことにしました。また、「人は見た目が九割」と言われるように、頭髪の「ある・なし」が大きな割合を占めることを感じ取り、毛髪に関する勉強も行うことにしました。ともかく、「美と若さを取り戻す」ためなら何でも積極的に勉強し、知り得た知識を日常生活に取り入れていくことにしたのです。

（1）（Japanese Society of Anti-Aging Medicine）理事長：堀江重郎（順天堂大学大学院医学研究科泌尿器外科学教授。住所：〒103-0024　東京都中央区日本橋小舟町6-3　日本橋山大ビル4F　TEL：03-5651-7500　FAX：03-5651-7501

（2）住所：〒162-8636　東京都新宿区戸山1-23-1　TEL：03-3203-5721

その結果、戸籍年齢が七四歳（自称年齢は五〇歳）である私は、フルマラソンを三時間台で走り、世界の七大陸の最高峰に挑戦中です（現在、キリマンジャロ、エルブルース、コジオスコ、アコンカグア、デナリ［旧マッキンリー］の五座登頂済）。そう、若さを取り戻したわけです。

さまざまな勉強を重ね、到達したところは「精神免疫学」です。十数年前のある日、日本抗加齢医学会の前理事長である坪田一男先生（慶応大学・眼科教授）とアンチエイジング談議を行ったのですが、その際、「元井さんの考えは精神免疫学ですね！」と言われたのです。正直なところ、それまで私も「精神免疫学」についてはまったく知らず、改めて神庭重信先生が著した『こころと体の対話――精神免疫学の世界』（文春新書、一九九九年）などを読んで勉強しました。

精神免疫学？……初めて耳にするという人が多いことでしょう。インターネットの情報では以下のようになります。

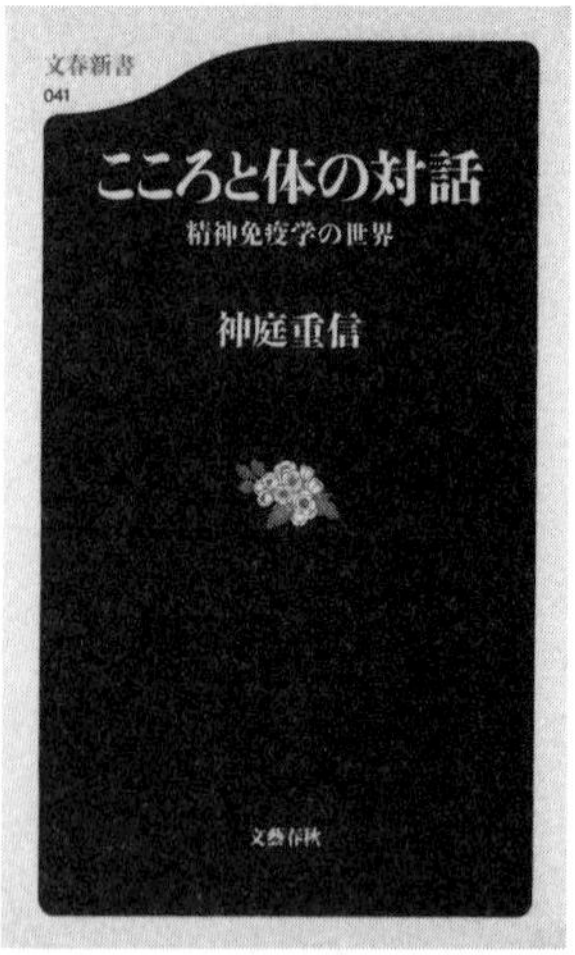

精神神経免疫学（Psychoneuroimmunology：PNI）

脳、行動、免疫系の相互作用を研究する精神神経医学、心身医学の一分野である。この言葉はロベルト・アデル（Robert Ader）とニコラス・コーヘン（Nicholas Cohen）により、一九七五年にロチェスター大学（University of Rochester）で初めて用いられた。

種々の外的ストレスが自律神経や内分泌系を介して免疫系の調節していることも明らかになっており、精神的ストレスが内分泌系や交感神経を介して末梢の免疫細胞の機能変化を誘導し、自己免疫の発症の誘因になることも明らかになっている。これら神経―免疫―内分泌系の研究も重要な課題である。

ちょっと難しいですね。先に挙げた神庭先生の本では一般の人に分かるように書かれていますので、興味のある方は是非読んでみてください。

精神免疫学は、心（脳）と体の関係を、脳と免疫系を中心とした生体防御に焦点を当てた学問です。今まで「精神＝心：幸せ」については、指標化が非常に困難なために科学の対象外となっていました。それが測れるようになったことに伴い、現在、日進月歩で研究が進み、今後注目を浴びると考えられている学問です（詳しくはのちに述べます）。

さて、本書ですが、若返る方法にこの精神免疫学を取り入れて著すことにしました。このような形態で書かれた本は世界でも初めてだと思います。今まで漠然としていましたが、**心（脳）と体は対話をしているのです。心で強く思えば思うほど、具現化していくことが**可能**なのです。**このような思考を「若返る」ために活用しようというのが本書の狙いとするところです。その一部を紹介しておきましょう！

まず、具体的に六歳、一二歳、一八歳……若いと、徹底的に強く思い込みます。たとえば、戸籍年齢六五歳のあなたであれば、六歳を引いた五九歳になりきるのです。もちろん、生年月日も干支も六年遅らせます。そして、その生まれた年の出来事を脳に刻み込みます。服装も五〇歳代に見えるものにし、電車などに乗ってもシルバーシートに突進してはいけません。

なぜ「六」の単位で若返るかというと、初めて会う人との会話などでよく干支《えと》を聞かれるからです。「六」の単位なら六歳と一八歳戻るときだけ違う干支になりますが、一二歳と二四歳のときは生まれたときの干支となります。つまり、二つの干支さえ覚えていれば混乱することがないということです。

脳の素直さについて、一例を紹介しておきましょう。

目をつむり、赤い大きな梅干を食べるシーンをイメージしてください。多くの方は唾液が出てくるはずです。そう、「パブロフの犬」の実験で有名になった条件反射です。脳は、このように素直な反応をするのです。この作用を「若返る」ために取り入れるのです。

私は、「若さを取り戻す」と決心してから二五年が経過しました。途中から精神免疫学を応用したことで、前述したように、戸籍年齢七四歳の私の自称年齢は「五〇歳である」と強く意識しています（世間では「詐称年齢だ」と言われるようですが）。

この二五年間、よいと思われる多くの健康法を実践してきました。もちろん、運動面においても歩く時間を増やすことからはじめ、

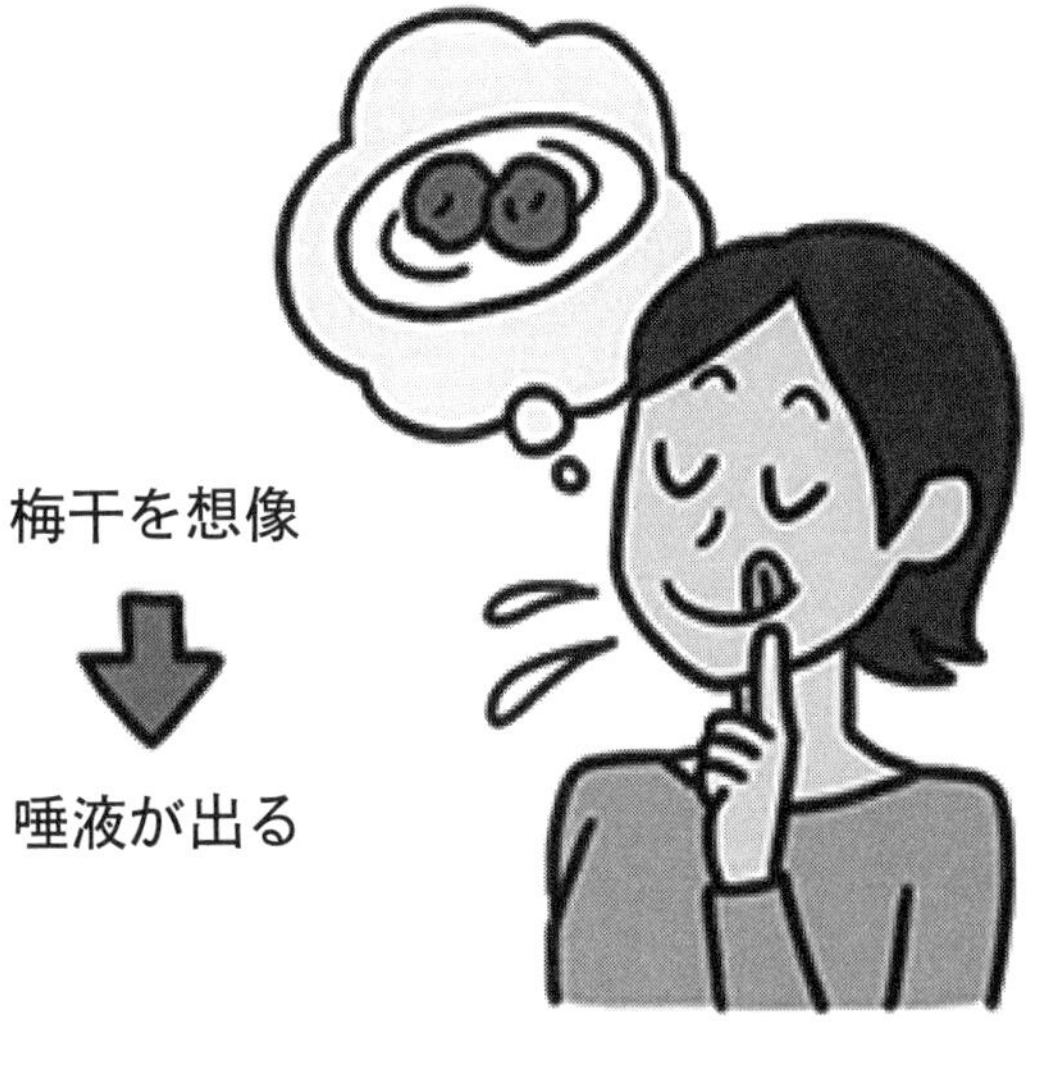

現在はフルマラソンを走っています。

また、薬剤師でもある私は、体を若返らせる抗酸化力のあるサプリメントの開発・研究にも着手し、自身で試しています。三九ページの写真を見ていただければ分かるように、もの凄い進化だと言えます。

この二五年間の勉強・活動について、二五年前を思い起こすと、現在は別次元、まったく夢のようです。最近はさまざまな媒体で論文を書くという機会に恵まれたほか、日本各地で講演活動も行っています。その会場で、「若返る方法をさらに詳しく知りたい！」という声をたくさん聞きます。そのような声にこたえるために、本書を著すことにしました。


これまで子育てに追われていたあなた、気付けば体型は変わり、顔には小じわ、髪には白髪がちらほら。見た目も老け、体力も落ちて、ショックを受けていることでしょう。子どもの運動会などで、昔とった杵柄《きねづか》とばかりに張り切ったところ、思ったように体は動かず大失敗（いや、大怪我）ということもあるでしょう。

改めて自分の体を見れば、当然のようにメタボで、風貌もすっかりオジさん・オバさんとなっています。こうなってしまうと、残りの人生は、世の流れに逆らうことなくただ流されるだけの日々となります。

そんなみなさんに、私が実践し、効果を確認した「若返る法」を提供したいのです。ただ、お断りをしておきますが、本書は世に言う「実用書」ではありません。だから、若返るための「答え」だけが書かれているわけではありません。その代わり、裏付けや過程にまで言及していきます。では、なぜこのような著し方をしたかというと、みなさんの脳にも刺激を与えたいからです。本を「見る」のではなく、本を「読む」ことでそれは可能になります。

「人生一〇〇年時代」とよく言われていますが、ただ単に長生きしてはいけません。もちろん、若返ったからといって、自分だけが楽しんでもいけません。長く生きるということは、それだけ社会貢献の機会が増えるということです。どこかの国の政治家ではありませんが、「老害」と言われることなく社会生活を送るためには、心身ともに健康でいなければならないのです。そして、「あなたの知恵」をフルに発揮していかなければならないのです。

過去は変えられませんが、未来は変えることができます。

本書を熟読し、あなたの「トキメク未来」を見つけてください。そうすれば、何事に対しても継続する力が湧き出てきます。日本社会を変えるのは、あなたが設定する未来なのかもしれません。

もくじ

第3章　「美と若さ」を取り戻す武器を手に入れよう！　37

第4章　人は見た目が九割!?　見た目の若さを取り戻そう

第5章 未来のために脳を鍛えよう！ 129

第6章　心「トキメク未来」を実現するために体力を鍛えよう！　175

49歳からの「若返る」教科書——人生設計の技術

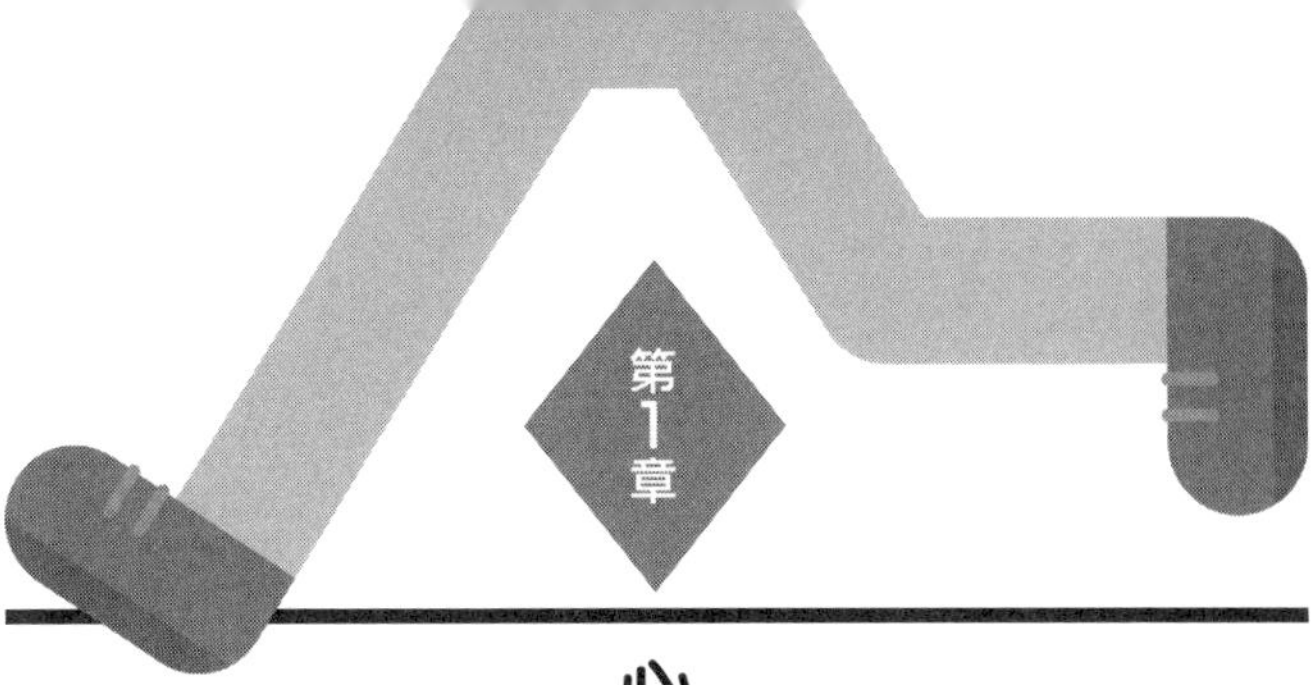

第1章

心に「トキメク未来」をもとう!

マスローの欲求六段階説

「みなさんにお尋ねします。あなたが一番手に入れたい欲求とは何ですか？」

この「欲求」について、アメリカの心理学者アブラハム・マズロー（Abraham Harold Maslow, 1908〜1970）は、人間の欲求には五つの段階があると言っています。

まずは、生きていくために食べ物を得たいなどといった「生理的欲求」があり、次は安全に暮らしたいという「安全の欲求」です。そして、「生理的欲求」と「安全の欲求」が満たされると、自らが社会に必要とされている、果たせる社会的役割があるとする「社会的欲求」が出てくると述べ

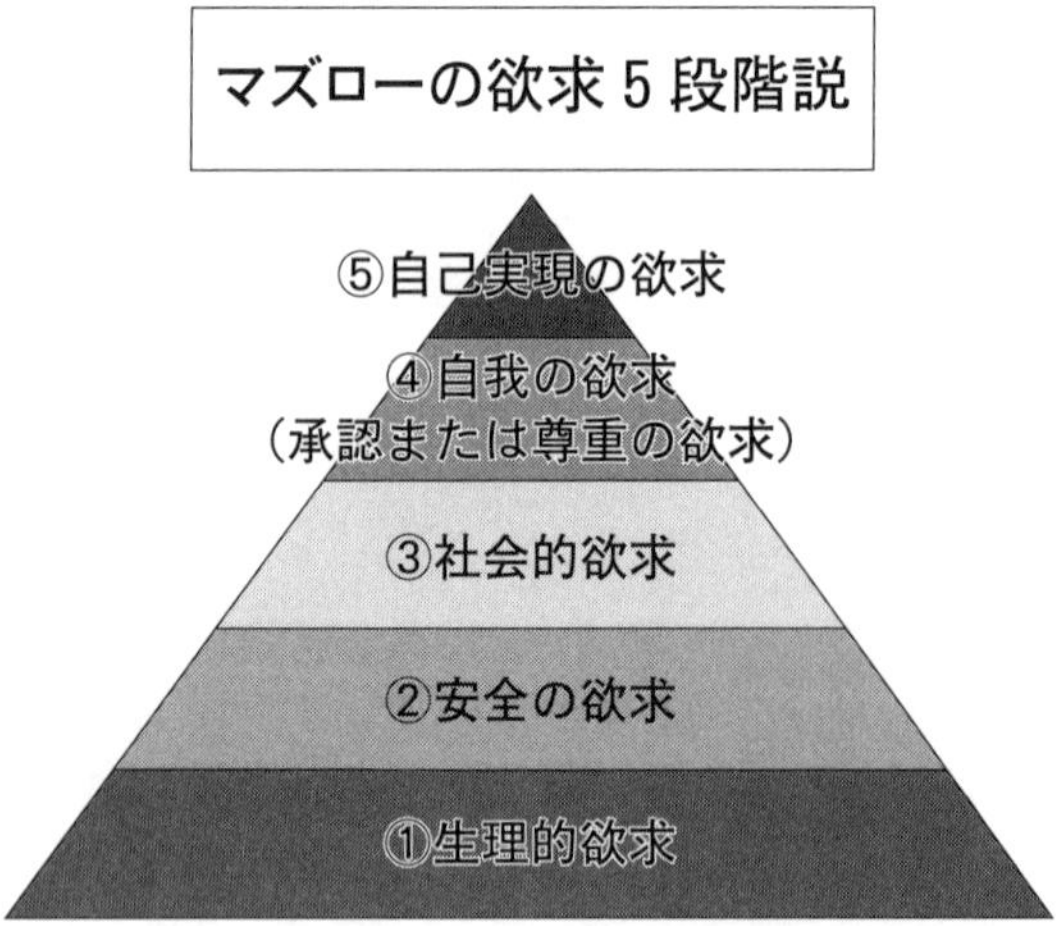

られています。

　さらに、自らが集団から価値ある存在と認められ、尊重されることを求める「自我の欲求（承認または尊重）」があって、最後に、自らの夢を実現したいという「自己実現の欲求」が出てくるというわけです。

　東京薬科大学を卒業後、私は産業能率短期大学（二部）に入学し、そこで「マズローの欲求五段階説」を学んだのですが、あまりにも印象深かったので鮮明に記憶しています。大変おこがましいのですが、名前が似ている私（益郎・マスロー）は、「自己実現の欲求」の上にもう一つの「欲求」があるのではないかと考えています。

　古代中国の統一を成し遂げた秦の始皇帝

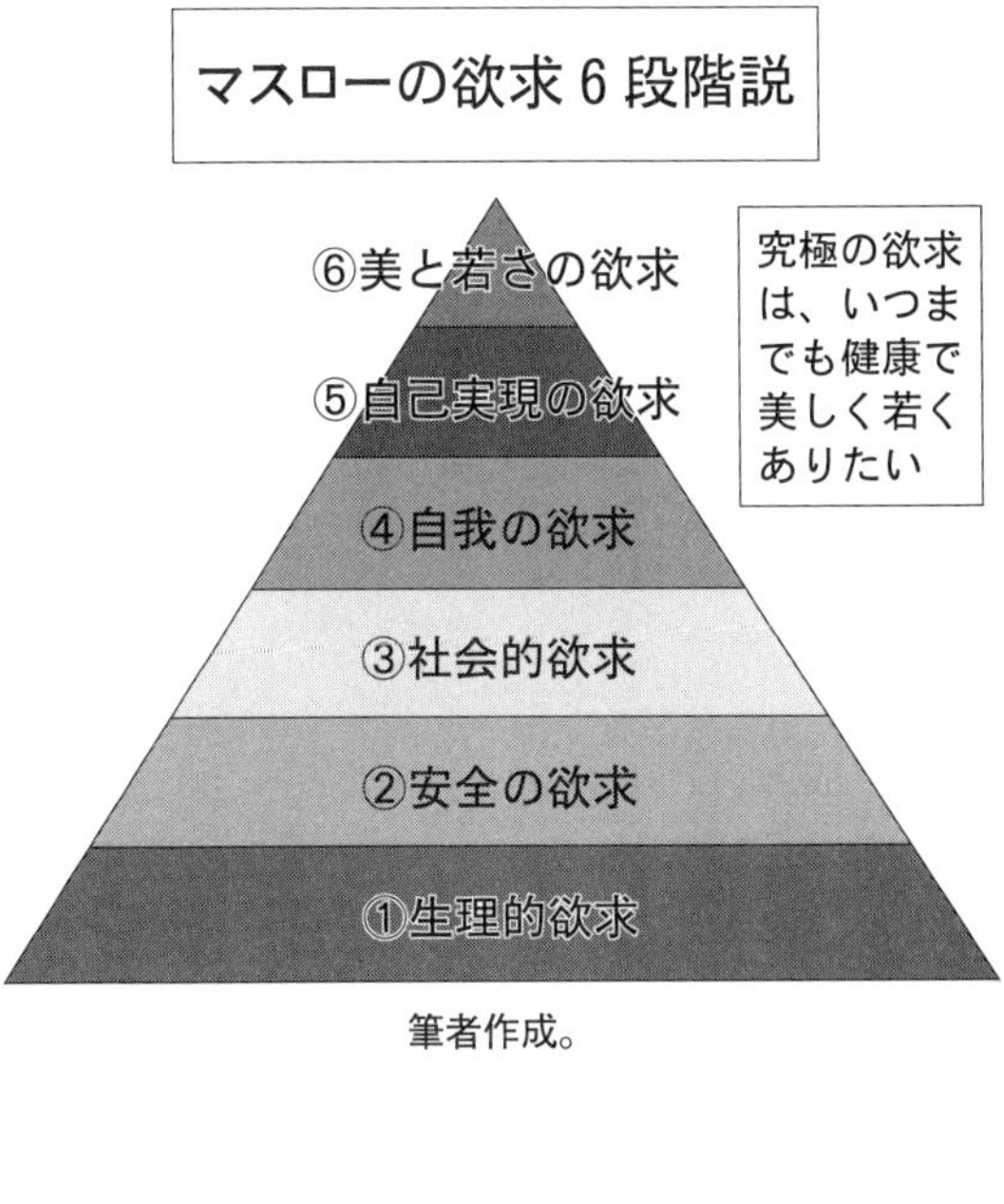

筆者作成。

（BC259〜BC210）が「不老不死」の薬を探させたように、欲求の段階が上位に昇るにつれ、人は「不老」、つまりいつまでも健康で若い状態でありたいとする「美と若さの欲求」が究極のものとして出てくるのではないかと考えています。

誰しも、年とともに戸籍年齢は増えていくわけですが、見た目は若々しく、脳はシャープで、屈強な体力であることを多くの人が求めているはずです。女性なら、これにプラスして「美しさ」という概念が含まれるでしょう。もし、これらが手に入ったら、どんなに素晴らしいことでしょうか。始皇帝も、同じようなことを考えていたと思われます。

冒頭の質問に戻りましょう。子育てが終わり、経済的にも時間的にも多少の余裕ができた今、あなたが本当に手に入れたい欲求は、いつまでも健康で美しくいたい、若い状態でいたいとする「**美と若さの欲求**」ではありませんか？　もちろん、普段は意識していないことでしょう。しかし、現在行っている活動（仕事も含めて）を継続するためには、とくに「若さ」というものが必要となります。

ところが、この欲求を手に入れるためには何かをしなければなりません。何も行動しなかったら単に老いるだけで、何も手に入れることはできないのです。では、何をすればいいのでしょうか？　言うまでもなく、「目標」と「手段」が必要となります。心に「トキメク目標」をもって、それに向かって行動を起こすことが手に入れる早道となります。

もし、目標もなく船を進ませれば難破船となるでしょう。どこにたどり着くか分かりませんし、ひょっとしたら、とんでもないところに着いてしまうかもしれません。

ここで言う「トキメク目標」は、「トキメク未来」や「トキメク希望」に置き換えてもいいかもしれません。そう「**やる気**」と「**持続力**」が湧いてくるというのが人間なのです。

古代ギリシャの哲学者アリストテレス（BC384～BC322）が、次のように言っています。

――人間は、目標を追い求める動物である。目標へ到達しようと努力することによってのみ、人生が意味あるものとなる。（インターネットの「偉人名言集」より）

目標をもっている人と、もたない人について、一〇年後の生活状況にどのような影響を与えるかを調べた実験があります。一九七九年、アメリカ・ハーバード大学の卒業生を対象にしてある質問を行い、一〇年後にそれぞれの生活状況を聞き取りしたものです。

ある質問とは、大学卒業時に、「卒業後に何をしようと思っていますか？」というものでした。その回答は、以下のようになっていました。

❶ 卒業後の人生について何も考えていない（二四パーセント）。
❷ 就職先は決まっている（六〇パーセント）。
❸ 五年後にやりたいことや目標がある（一三パーセント）。
❹ 五年後、一〇年後の目標が明確で、それを紙に書き出している（三パーセント）[1]。

驚くことに、アメリカ最古のハーバード大学で学んでいる約八〇パーセントの学生には目標がなかったのです。日本で言えば、東京大学を卒業する学生が、「とりあえず国家公務員になるだけ」というような感じかもしれません。

この一〇年後に生活状況を尋ねたところ、驚くべき結果が出ました。

「❸五年後にやりたいことや目標がある」と答えた人の平均年収は、❶や❷と答えた人の二倍だったのです。さらに、「❹目標を紙に書き出している」と答えた人の平均年収は、何と一〇倍でした。もちろん、「年収がすべて」というわけではありませんが、人生において目標設定がいかに大事かを物語る例であると言えます。

このように、目標をもっている人と、もっていない人の差は大きいのです。ましてや、これが長い年月続くと、両者の差は計り知れないものになります。

さらに、目標をもつことは、モチベーションを維持するためにおいてもとても重要となります。もし、少しでも辛いと感じることがあると、「頑張ろう」という気持ちが削がれてしまうものです。モチベーションが維持されないと、途中で投げ出してしまったり、中途半端な状態のままとなります。

この実験において年収が多かった人たちのポイントは、「五年後、一〇年後の目標が明確で、それを紙に書き出している」ことです。紙に書き出すことで目標を忘れることがなく、常に意識していたわけです。それが、人生を生きるうえにおいて「力」になったと考えられます。要するに、人間は覚えているつもりでも忘れてしまうということです。

「目標を見つけよう。手段は後からついて来る」（偉人名言集より）

これは、インド独立の父、マハトマ・ガンジー（一八六九～一九四八）の言葉です。目標さえ見つけられれば「しめたもの」、その目標があなたの心に火をつけることでしょう。

（1）「フォーブス（Forbes）」のホームページのコラムなどにも掲載されています。また、これに関する教材セミナーに参加して、勉強した経験があります。

次は、逆に人間が目標や未来、そして希望を失ったときの精神状態とその結果について紹介していきましょう。

第二次世界大戦時、アウシュビッツ強制収容所での過酷で悲惨な出来事について、ユダヤ人の精神医学者ヴィクトル・フランクル（Viktor Emil Frankl, 1905〜1997）が自らの体験を『夜と霧』（霜山徳爾訳、みすず書房、一九五六年）という本に書き残しています。この本は、フィクションではありません。精神科医が観察したアウシュビッツ強制収容所の状況なのです。以下のような記述があります。

一九四四年のクリスマスと一九四五年の新年との間にわれわれは収容所では未だかつてなかった程の大量の死亡者が出ているのである。（中略）この大量死亡の原因は単に囚人の多数がクリスマスには家に帰れるだろうという、世間で行われる素朴な希望に身を委せた事実の中に求められるのである。クリスマスが近づいてくるのに収容所の通報は何ら明るい記事を載せないので、一般的な失望や落胆が囚人を打ち負かしたのであり、囚人の抵抗力へのその危険な影響は当時のこの大量死亡の中にも示されているのである。

（前掲書、一八一〜一八二ページ）

また、次のような記述もあります。

――一つの未来を、彼自身の未来を信ずることのできなかった人間は収容所で滅亡して行った。未来を失うと共に彼はそのよりどころを失い、内的に崩壊し、身体的にも心理的にも転落したのであった。（前掲書、一七九ページ）

いかがですか？　人間は、目標や未来、希望をもっているときは、過酷な条件下でもそれに向かって頑張ることはできますが、それを失ってしまうと、もろくも崩れ去り、死へとつながってしまうのです。

私が現在学んでいる新しい学問である「精神免疫学」にたとえると、心と体は対話をしており、目標や希望がなくなったことで精神が折れ、免疫力・抵抗力が一気に落ち込み、死へと追いやられた、ということになります。

ここで、精神免疫学について少し詳しく説明をしましょう。

前述したように、かつては「精神＝心：幸せ」は測定が難しく、指標化が非常に困難だったために科学（サイエンス）の対象外となっていました。また、免疫系は、生体のなかで唯このように、五つの設問に7段階で回答します。すると、回答者の心情が明確に分布できるようになり、指標化ができるようになったのです。

また、これまで免疫系は、生体のなかで唯一、脳に支配されないシステムだと考えられてきました。たとえば、免疫細胞や抗体を体内から取り出して試験管に入れ、そこにウイルスを加えるとウイルスはたちまち退治されてしまいます。こうした実験結果から、「免疫は脳や神経などと独立して勝手に働いている」とされてきましたが、そうではなかったのです。脳、神経、免疫系は、お互いに関連しあっているのです。

2011年、チューリッヒ大学から「Happy people live longer（幸せな人は長生きする）」という論文が科学雑誌「Science」に発表されました。この論文では、幸せな人は、幸せでない人に比べて寿命が7.5〜10年も長いとされています。

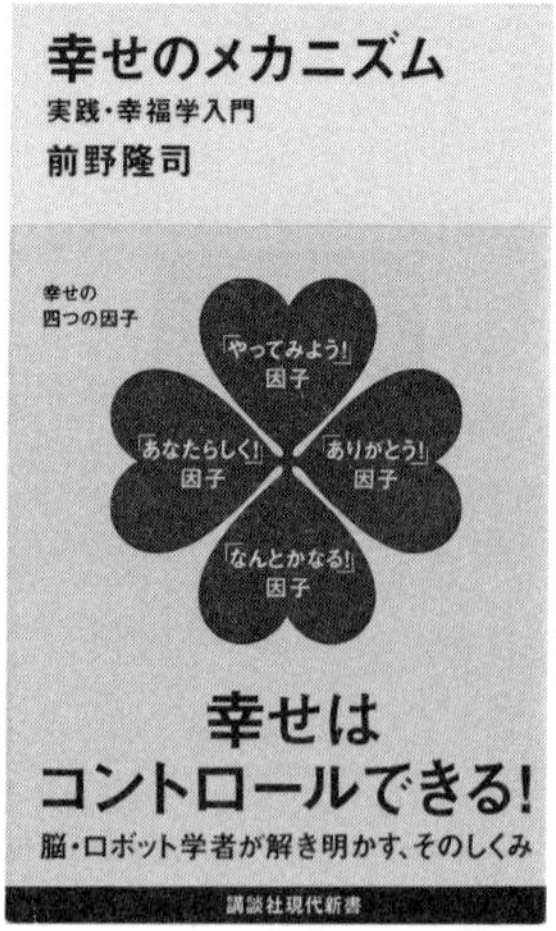

今までは「健康だから幸せである」と考えられてきたわけですが、「幸せだから健康である」という逆回路の考え方が証明されたことになります。つまり、「幸せと健康」は往復回路であるということです。

現在は科学的なアプローチにより、幸せと健康の関係、脳と免疫の関係などを解明する試みが世界中で進められており、この領域の研究が急激に進んでいるということです。

（＊）このコラムは、前野隆司著『幸せのメカニズム——実践・幸福学入門』（講談社現代新書、2013年）を要約する形で紹介しました。私もセミナーに参加して勉強しました。

コラム　精神免疫学（Psychoneuroimmunology）

精神免疫学という言葉は、1975年に初めて用いられました。日本では、「精神神経免疫学」とか「精神神経内分泌免疫学」などと呼ばれますが、本書では、簡便な「精神免疫学」という言葉を使います。心と体の関係を、脳と免疫系を中心とした生体防御機構に焦点をあてて研究するまだ歴史の新しい学問です。

なぜ、精神免疫学は新しい学問なのでしょうか？　また、なぜ研究が進まなかったのでしょうか？　本文で紹介したように、「精神＝心：幸せ」は、長年、指標化が非常に困難だったためサイエンスの対象外だったのです。

たとえば、みなさんに、「幸せですか？　満足の状況を、『大いに満足の①』〜『大いに不満⑤』の5段階で答えて下さい」といったような質問をしたとします。周りから見ると「恵まれている」と思われても、回答するその人の主観で「大いに不満の⑤」と答える人もいるでしょう。逆に、周りから見ると厳しい生活状況に見えても、「大いに満足①」と答える人もいることでしょう。このように、指標化が非常に難しいのです。

ところが、主観的幸福の測り方ができるようになったのです。イリノイ大学のエド・ディーナー（Ed Diener）博士が開発した「人生満足尺度」を紹介しましょう。

以下の設問に7段階で回答してください。

1　ほとんどの面で、私の人生は私の理想に近い。
2　私の人生は、とてもすばらしい状態だ。
3　私は自分の人生に満足している。
4　私はこれまで、自分の人生に求める大切なものを得てきた。
5　もう一度人生をやり直せるとしても、ほとんど何も変えないだろう。

回答項目

1　まったくそう思わない。　2　ほとんどそう思わない。
3　あまりそう思わない。　4　どちらともいえない。
5　ややそう思う。　6　かなりそう思う。
7　とてもそう思う。

一脳に支配されないシステムだと考えられてきました。

しかし現在、「精神＝心：幸せ」も主観的な測定ができるようになり、免疫系も脳と連関していることが分かったのです。具体的に言うと、「心（脳）と体は対話をしている」、「心（脳）で強く思ったことは具現化できる」ということです。現在、この分野は日進月歩で研究が進んでいます（前ページの**コラム**参照）。

つまり、今まで漠然と言われていた「病は気から」も本当だったのです。そのメカニズムが北海道大学免疫学の村上正晃教授（北海道大学遺伝子病制御研究所の所長）らのチームによって解明され、注目を浴びました（〈eLIFE〉二〇一七年八月一五日号参照）。今後、「若さも気から」のメカニズムが解明されるのではないか、と私は考えています。

あなたが「トキメク」ための目標

さて、あなたが「トキメク」ための目標について説明していきましょう。先に述べたように、目標や未来、夢を設定することが成功への早道となります。とはいえ、「具体的にどうすればいいのか？」という疑問をもたれる方が多いと思いますので、私の事例を紹介しながら説明していきます。

二五年前、私はトレッドミルで一分も走れなくて衝撃を受けたとき、何とか一〇倍の一〇分は走れるようになりたい、と思いました。この目標が、若さを取り戻す第一歩だと考えたのです。

この段階で、世界の七大陸の最高峰を目指そうなどとはみじんも考えていませんでした。ただ、一分の一〇倍となる一〇分間は走りたい、ということだけが願望だったのです。

そこで、トレーニングジムに行き、トレーナーに、「歩く」、「自転車漕ぎ」などの何種類かの運動のメニューをつくってもらい（無料）、できることから少しずつ実行していったのです。そして一か月後、トレーナーに実行状況を報告すると、メニューにあった「走る」という項目にチェックを入れていなかったので、「なぜ、走らないのですか？」とトレーナーに質問されました。

「走ると、腰に痛みが響きます。走らないのではなく、走れないのです」

と答えると、「それでしたら、自転車漕ぎを三〇分プラスしてやってください！」と言われました。

その後、新メニューを週に一回しっかり実行したのです。そして、運動を開始してから三か月後、スピードはともかく、何と一〇分間走れたのです。大感激のひと言でした！

人間というものは単純な動物です。感激した私は、目指す目標が少しずつ変わり、徐々に大きくなっていきました。そして、三年後、戸籍年齢が五三歳のとき、東京都立駒沢公園で一〇キロマラソンがあることを知り、思い切って参加することにしました。その結果は「五五分三六秒」でした。今から考えると大した記録ではありませんが、凄く嬉しかったのは事実です。

一〇キロを完走できたこと、これは大きな自信となりました。記録証は今でも大切に保管しています。それほど、私にとっては凄い出来事だったのです。さらに体力が増強されると、ハーフマラソン、フルマラソン、トライアスロン（第6章で詳述）にも挑戦するなど、活動量が飛躍的に増えていきました。

いつの間にか腰痛も消え、体力がついた分だけ活動範囲が広くなったほか、眼に入る世界が大きく変わり、以前の体力や気力では経験できなかった楽しいことや感動体験が可能となったのです。

私の事例が示すように、目指すべき「トキメク目標」は、頑張れば達成可能なものから、達成するごとにレベルを上げていきます。そのとき、「目標が達成できれば素晴らしいことが可能になる」と脳に強くイメージすることが重要です。それを手に入れようと、何事に対しても「継続するパワー」が出てくるからです。

ところで、運動するようになってから私の生活習慣は大きく変わりました。ホテルのバイキング料理では、「元を取る」といった大食い、「ビールをジョッキーで何倍飲んだ！」などと自慢するような大酒も控えるようになりました。不摂生をしていると、日々のトレーニングやイベント大会での活動がすごくきついのです。言うまでもなく、体にいいわけがありませんし、手に入れたい欲求からも遠ざかることになります。

さらに大きな変化となったのは、今から約一二年前、三浦雄一郎さんの次男である豪太さんから、「標高世界一のエベレストを見に行く……ヒマラヤトレッキングツアー」に誘われたことです。その少し前、友人に豪太さんを紹介してもらっていました。活動が広がると人間関係も広がるということです。

それまで、日本の山さえ登ったことはありませんでした。山の「ド素人」です。ツアーのみなさんに迷惑をかけてはいけないと思い、富士山に登って（もちろん初めて）自分の体力を知り、山登りのイメージを自分なりにつくってヒマラヤツアーに参加しました。

快晴の天候に恵まれ、四〇〇〇メートル付近から望むエベレストは、なんとも美しく、荘厳な風景です。そこには、私のまったく知らなかったスケールの大きなパノラマが広がっていました。

このときから、先に紹介した精神免疫学をさらに意識するようになりました。そして、これまで以上心に強く「トキメク目標」を設定するようになりました。このときの目標は、「アフリカ大陸の最高峰、キリマンジャロ五八九五メートルに登ろう！」で、そこからの景色はどんなにきれいなのだろうと思い浮かべていました。

これがきっかけとなって、世界の七大陸の最高峰を目指す（七サミッツ）ようになったわけです。もちろん、実現に向けてピッチも速まりました。

二五年前の状態なら、このような感動体験はでき

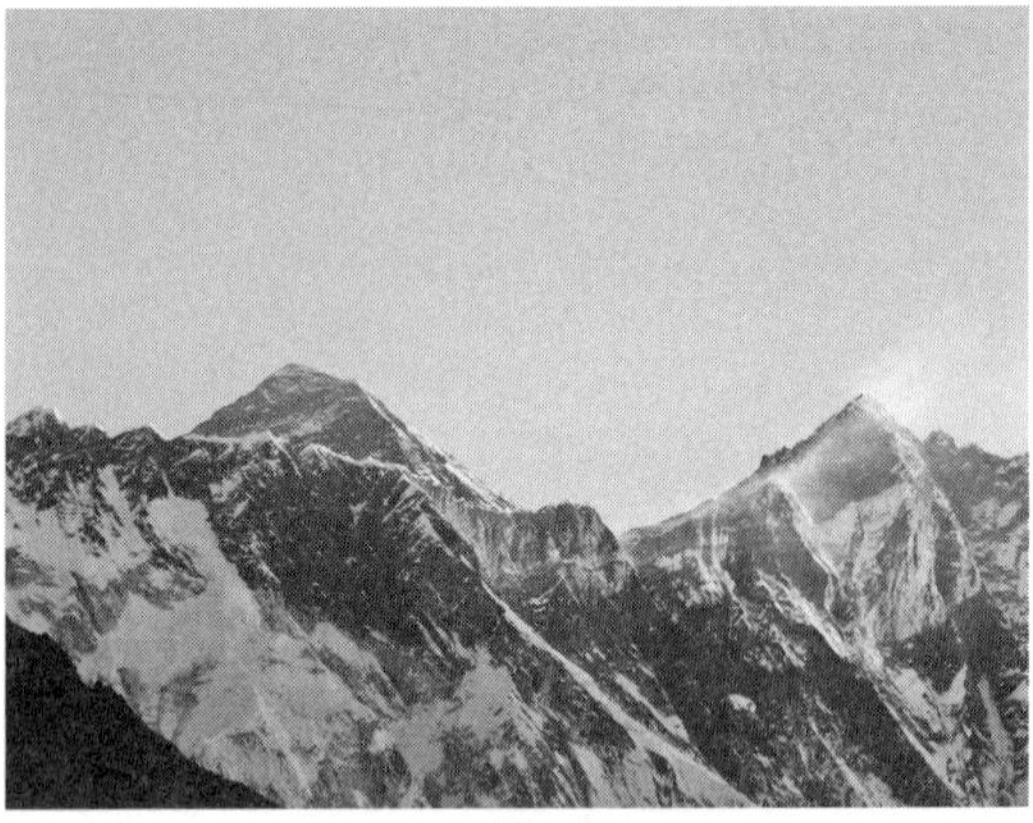

エベレスト（左側の奥の山）

なかったでしょう。そもそも、トレッキングに誘ってもらえるようなこともなかったでしょう。念のために言いますが、この間、単にトレーニングジムに行っていただけではありません。二五年前と大きく変わったもう一つは、ジャンルを問わず一か月に五冊以上の本を読むことです。読書は、自分が知らない世界を知るためには最高の方法です。

それまでは、月に一冊ほどしか読んでいませんでした。それを徐々に増やしていき、友人からすすめられた本は読むようにしました。そういえば、「本屋大賞」を受賞した本は面白いです。二〇〇四年の第一回受賞作品『博士の愛した数式』（小川洋子著、新潮社、二〇〇三年）以後、すべての本を読破しています。

読書には大きな効用が隠されていました。体が元

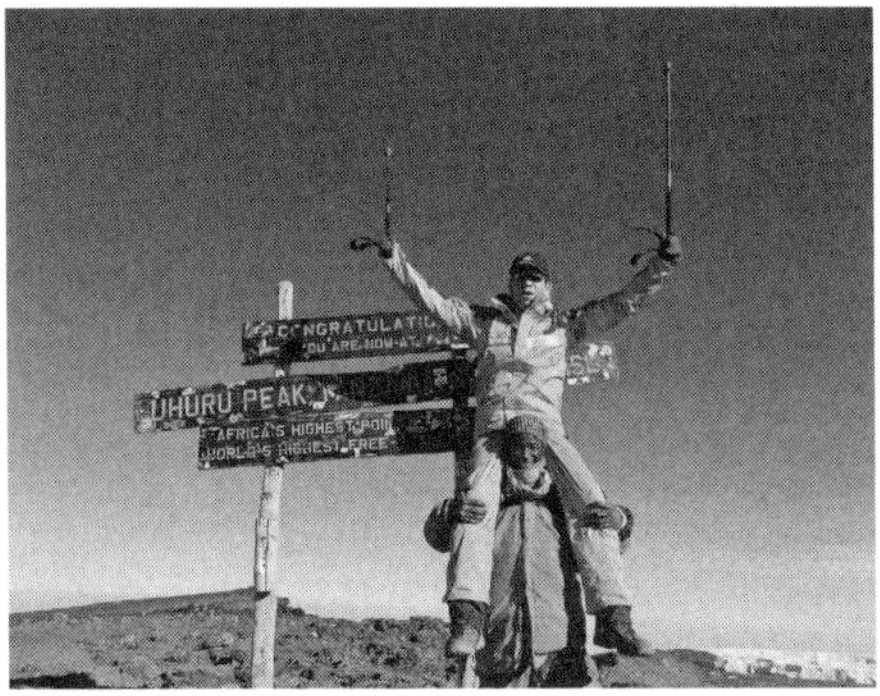

アフリカ大陸最高峰・キリマンジャロ 5895 m‥あと 5m で 5900 m。大きなガイドに担いでもらい、ストックの先当たりが 5900 m？

気になると、必然的に行動範囲が広がります。もちろん、海外に行く機会も増えるわけですが、行き先の国について、社会状況や地理的環境を知っているわけではありません。本を読むことで、それらを事前に知ることができるのです。言うまでもなく、観光ガイドブックにはこれらのことが詳しく書かれていませんので、関係する本を探すという楽しみも目標になっていきます。

それに、読書が好きだと移動の飛行機や列車が楽しくなり、旅行そのものが数倍も充実したものになります。事前に調べたことを、現地に行ってから自分の目で確かめるのです。ぶらりと行っただけでは見えないものにも気付き、想像もしていなかった行動様式をとるようになります。つまり、「知識」が「見識」に変化するということです。当然、脳の「若返り」にもつながります。

参考までに、現在私が目指している「トキメク目標」を紹介しておきましょう。

❶ 世界一〇〇か国（国連加盟国一九三か国）以上を訪問する。
❷ 世界の七大陸の最高峰を目指す。
❸ フルマラソンに参加したら「サブ4」（三時間台で走る）を目指す。
❹ トライアスロンでは、自称年齢（五〇歳）で戸籍年齢五〇歳の人に勝つ。

❸と❹は、「七サミッツ」を目指すための体力増強も兼ねています。
二五年前から、これらの目標に向かって、尺取り虫のように一歩ずつ歩んできました。その結果、体型もすっかり変わり、活動範囲や人間関係が広がったのです。まったく夢のようです。逆に言えば、昔のままだったら……と考えると背筋がゾーッとします。
ひょっとしたら、みなさんにも参考になるかもしれませんが、私の場合、張り切って頑張ろうとしても腰痛が理由で無理ができませんでした。それが幸いして、少しずつ進歩を遂げていったのです。おかげで、身体的な故障は一回もありません。もちろん、変化の兆しがゆっくりとなるため、ちょっとした「努力」が必要になります。たとえば、以下のような場合です。

身体を鍛えるためにジムに行く場合

・「トキメク目標」のあるAさんは、雨が降っても槍が降ってもジムに行く！
・「トキメク目標」のないBさんは、雨が降ったことを口実に行かない！

このような事例が、日常生活のなかにたびたび出てくることでしょう。そのたびに考えてください。思考することも「若返り」には必要なのです。目の前にぶら下がっている誘惑に惑わされることなく、自らの決断を優先してください。ただし、くれぐれも張り切りすぎには注意をしてください。継続することに「重き」を置きましょう。

粘り強い継続の先に、「美と若さ」を獲得したあなたが間違いなく待っています。その姿を想像してください。スタート時点の健康状態を再確認して、ご自身で考えてください。

思い立ったが吉日、さあスタートです。

第2章

具体的に六歳、一二歳、一八歳若いと思い込む！

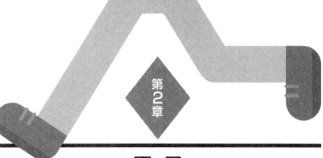

マイナス一二歳をイメージする

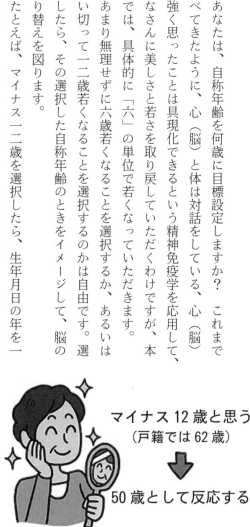

あなたは、自称年齢を何歳に目標設定しますか？　これまで述べてきたように、心（脳）と体は対話をしている、心（脳）で強く思ったことは具現化できるという精神免疫学を応用して、みなさんに美しさと若さを取り戻していただくわけですが、本章では、具体的に「六」の単位で若くなっていただきます。

あまり無理せずに六歳若くなることを選択するか、あるいは思い切って一二歳若くなることを選択するのかは自由です。選択したら、その選択した自称年齢のときをイメージして、脳の切り替えを図ります。

たとえば、マイナス一二歳を選択したら、生年月日の年を一二年遅くします。一二年ですから、干支はそのままです（六歳を選択した場合は六年遅い干支に替えます）。そして、遅く生

マイナス12歳と思う
（戸籍では62歳）
50歳として反応する

まれた年の主な出来事を調べましょう。現在であれば、インターネットで調べれば簡単に分かりますが、もしお手元に「年鑑」などのようなものがあればそれを開き、その年にどんな出来事があったのか思い出します。そして、それを記憶し、反復して、脳に強く刻み込むのです。

もちろん、考え方や服装も若返った年齢になりきりましょう。考え方はともかく、服装に関しては体型が変わったことなどで手持ちの服では無理な場合があるかと思いますが、組み合わせを替えるなどして可能なかぎり近づけます。これらのことが徹底できて、脳がそれに反応しだしたら半分は成功です。

もし、現在六二歳の人が「マイナス一二歳」を目標としたら、自称年齢は五〇歳になります。その年齢を、自分自身が絶対に否定しないことです。ところが、世の中というのは時々邪魔が入るものです。ひょっとしたら、他人から「また、えらくさばを読みますねー」と言われることもあるでしょう。そんなときには、次のように答えるのです。

「チョット年上に見えるかもしれませんが、私は五〇歳です」

さらに何か言われたら、五〇年前の出来事とともに生年月日を毅然として答えるのです。要するに、五〇歳であることを徹底的に肯定するのです。

とはいえ、一二歳のハンディを埋めるためには粘り強い工夫と努力が必要となります。食事では、身体を酸化させる食品（老化につながる）や揚げ物など、体を糖化させる（こげる）料理は避けるようにしましょう。そして、体を若返らせる抗酸化食品を積極的に摂取します（これについては第3章で詳しく紹介します）。

さらに、体のシェイプアップに努め、しばらく経ったら、否定的なことを言ったその人を驚かせましょう！　その人のビックリした表情を思い浮かべれば、さらにやる気が出てくるというものです。

もう一つ、注意するべきことがあります。それは、絶対に使ってはいけない「禁句の言葉」です。

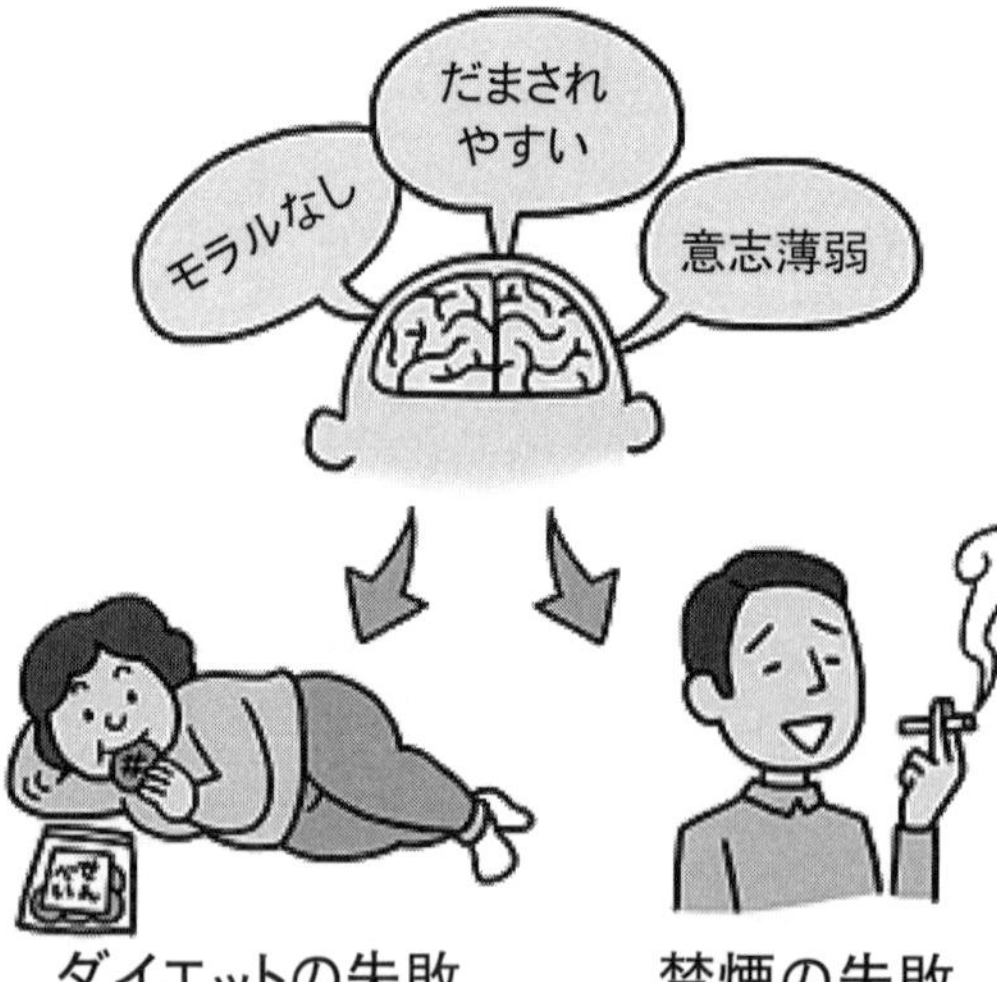

ダイエットの失敗　　禁煙の失敗

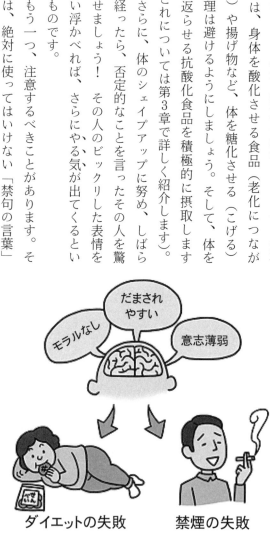

自分の口から、「もう、年かなぁ〜？」、「私はオバアちゃん」、「もうオジイちゃんだから……」、「少し老けたかなぁ〜」などの言葉を間違っても使ってはいけません。脳が「自分は年寄り」と錯覚してしまい、それに反応してしまうからです。

私の友人に、口癖で「俺なんかオジイちゃんなんですが、この口癖によってさらに体が老人化しているように思われます。本人は無意識なのでしょうが、知らず知らずのうちに悲惨な老後を送っていくことになります。

生物学史の観点から言えば、地球上で最初に生物が生まれたのは約四〇億年前、その後、生物に初めて腸ができ、脳を獲得したのは今から約五億年前と言われています。歴史の浅い脳はまだ不完全なので、だまされやすいのです。

ダイエットの失敗や禁煙の失敗も、そこから来るのではないかと言う人がいます。つまり、脳は素直に反応する反面、歴史が浅さいために不完全であり、長年培われてきた行動パターンに負けてしまうことが多いということです（藤田紘一郎著『脳はバカ、腸はかしこい』三五館、二〇一二年参照）。

行動変容を成功させるためには

みなさんにも、ダイエットや禁煙など、よいと分かっていてもできなかったという経験が少なからずあることでしょう。行動変容を成功させるためには、「成功したときのイメージ力」を使うことをおすすめします。

具体的には、単に「禁煙しよう！」とか「ダイエットをしよう！」と思うのではなく、「禁煙したらこんなによいことがある！」とか「ダイエットに成功したらこんなに素敵なことがある！」とイメージして、輝いている自分に憧れることです。ポイントとなるのは、その目標に対して、あなたの心がワクワクするかどうかです。逆に、何もやらない延長線上の自分と比較す

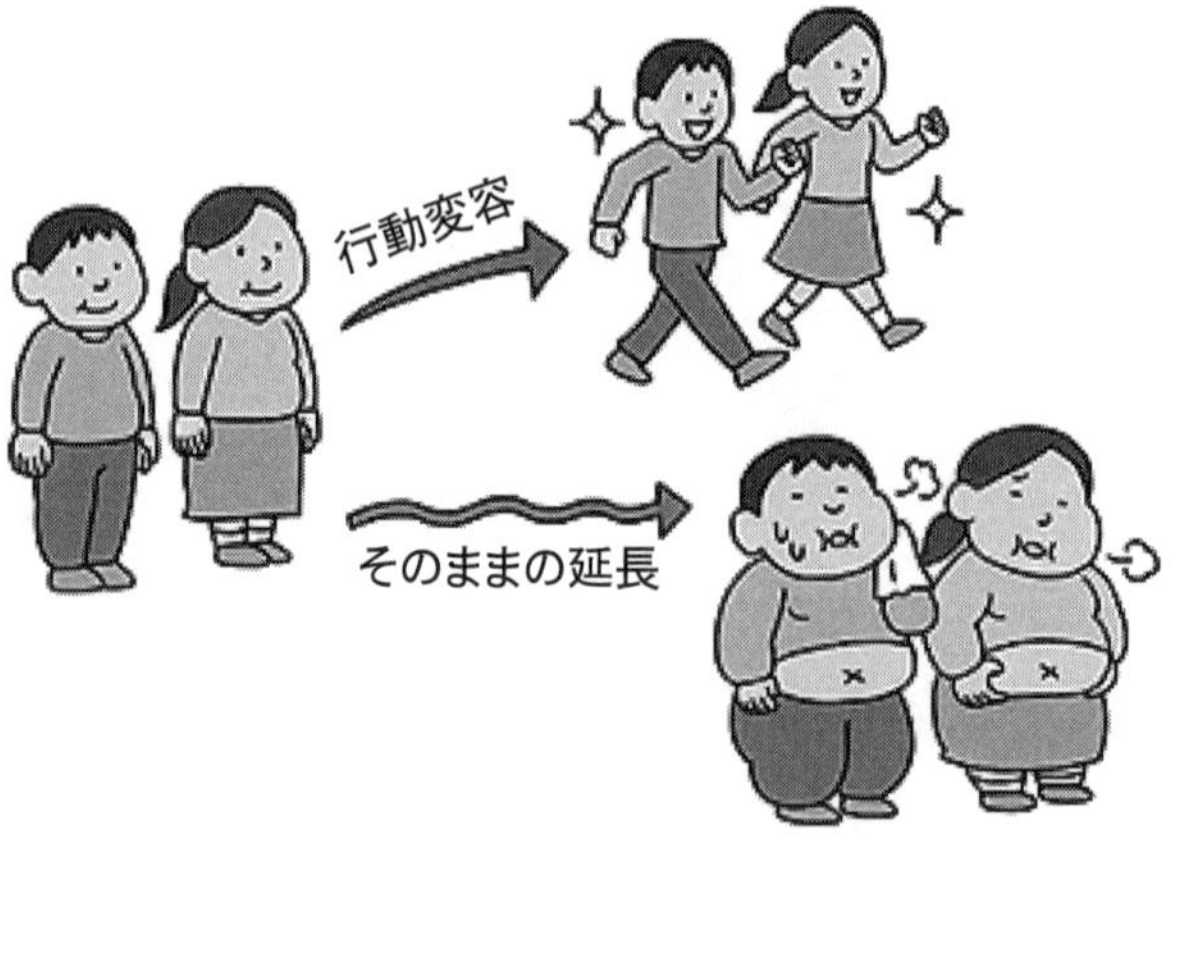

るというのもいいかもしれません。

男女を問わず、基礎代謝（何もせずに安静な状態で消費されるエネルギー）は三〇歳前後から低下してきます。基礎代謝が落ちるということは、ご存じのとおり「太る」ことにつながります。

基礎代謝が落ちてしまう一番の原因は加齢なのですが、無理なダイエット、運動不足、便秘なども その要因となります。いずれにせよ、現在の状況から何もしない延長線上には「肥満」しか待っていないということです。

みなさんが、「成功する」、「成功しない」の最大のポイントは、マイナス六歳（一二歳、一八歳……）になりきれるかどうかです。みなさんが、具体的に「〇歳若い」と強く思い続ければ、脳はそのように反応して、具現化していくのです。

努力が実り、若返り年齢にまったく違和感がなくなるころには、周りにいる人もそれを信じて疑わなくなるでしょう。それが達成できたら、さらなるマイナス六歳への挑戦が待っています。

どこまで若返ることができるのか、それはあなた次第です。若さ（青春）を取り戻すことができれば、感動の人生を味わえるようになるのです。

自称年齢五〇歳

私は、二〇二〇年九月の誕生日で、戸籍年齢上は七四歳になりました。この年齢から「二四」を引いて、五〇歳の自称年齢になりきることにしました。前述したように、世間では「詐称年齢だ」と言われていますが……。

ただ、パスポートなどの公的書類に記入するときは、うっかり五〇歳と記入しないように戸籍年齢を注意深く思い出し、公文書偽造にならないように注意をしています。

今、五〇歳ということは一九七〇年生まれとなりますので、干支は戌年、生まれた年の主な出来事として「大阪万博開催」などが脳に強くインプットされています。そして、「トキメク目標」を達成できるように、また自称年齢の五〇歳にふさわしいように、「見た目」、「脳」、「体力」における若さの獲得に日々取り組んでいます。

前章で紹介したように、現在は世界の七大陸の最高峰への登頂という、心が「トキメク目標」と「トキメク未来」を掲げています。登頂する自分をイメージすると胸がときめき、ドキドキしてしまいます。私にとっては自負でもありますが、まずは「心のもち方がとても大事だ」と確信しています。

僭越ですが、二〇一七年に私がマイナス一八歳になりきったときの事例を紹介しておきましょう。一緒に北米大陸最高峰のデナリ（旧マッキンリー）に登頂したプロスキーヤーであり、登山家でもある三浦豪太さん（前章参照）が、同年の七月二二日、〈日本経済新聞〉の夕刊で私について書かれたものです。「**三浦豪太　探検学校　アンチエイジング考**」という見出しを掲げて、次のように書かれていましたので、参考にしてください。

元井益郎さんと出会ったのは一〇年ほど前だった。当時、僕らが企画したヒマラヤトレッキングツアーに元井さんが参加してくれた。体力のある人で、のちにエベレストを間近に望むカラパタール（標高五五四五メートル）を一緒に登った時も、少々の高所では平気

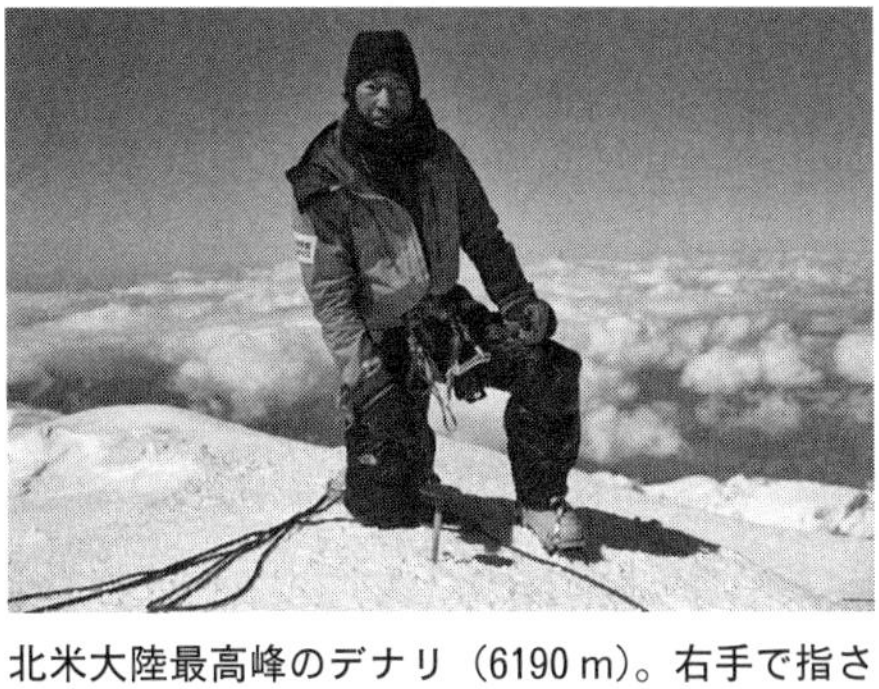

北米大陸最高峰のデナリ（6190 m）。右手で指さしているのが頂上のエンブレム

探検学校

三浦豪太

アンチエイジング考

元井益郎さんと出会ったのは10年ほど前だった。当時、僕らが企画したヒマラヤトレッキングツアーに元井さんが参加してくれた。体力のある人で、のちにエベレストを間近に望むカラパタール（標高5545㍍）を一緒に登った時も、少々の高所では平気な顔でいた。この人ならば、と標高0㍍の田子の浦から村山古道を経て富士山山頂に登る計画にお誘いし、26時間ほぼ休みなく歩きとおして一緒に登頂した。

山に魅了された元井さんは、ただいま7大陸最高峰に挑戦してまわっている。すでにキリマンジャロ、エルブルス、アコンカグア、コジオスコを制し、先日一緒に登ったデナリで5つめであった。以前からマラソンやトライアスロンに親しみ、フルマラソンは年に4度走る。マラソンの世界6大メジャー大会のうち4つを走破、あとはロンドンとシカゴを残すのみだ。

製薬会社の代表取締役でありながら元気いっぱいに地球を駆けまわる元井さんには、年齢不詳なところがある。会うたび年齢を尋ねるのだが、元井さんの答える数字はどんどん若くなる。

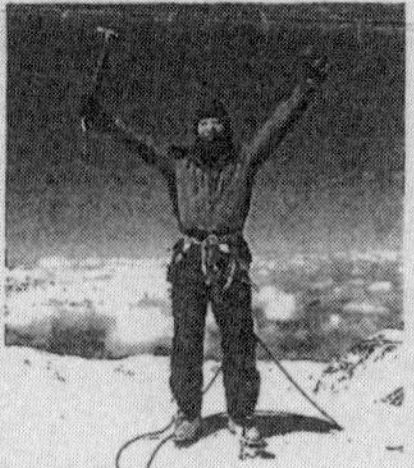

一緒にデナリを登った元井さんは、年齢不詳の人だ

「脳はだまされやすいもので、自分の実年齢から6の倍数を引いた年齢を意識づければ、心も体もその年齢になる」。元井さんのアンチエイジングがこれ。僕と出会った頃は、すでに実年齢から12を引き算していた。今回のデナリ登山では18を引いて登った。登りながら「生まれた年は？」と問うと「辰（たつ）年で東京オリンピックが開催され、富士山にレーダーができた年さ」とスラスラと答える。つまり1964年。「では植村直己さんが亡くなった時（84年）はいくつでした？」と尋ねたら「20歳だな」。即答である。64年を起点とした年表が、元井さんの頭のなかに出来上がっているのだ。実際に生まれたのはその18年前だから実年齢は……、などと言い当てるのはヤボというもの。ちなみになぜ6の倍数かというと、引く時に干支（えと）をふたつしか覚えなくていいからだそうである。

脳はだまされやすい。プラシーボ効果といって、効き目のない薬を効果てきめんのように患者に思わせることで病状が改善した事例がいくつもある。アンチエイジングの要諦として、元井さんは年齢を低く見積もるだけでなく「心ときめく目標をもって運動して、体にいいものを食べること」を挙げている。「青春とは人生のある期間を言うのではなく、心の様相を言う」とつづったサミュエル・ウルマンの詩が浮かぶ。

日本経済新聞、2017年7月22日付夕刊

な顔でいた。この人ならば、と標高〇メートルの田子の浦から村山古道を経て富士山山頂の登る計画にお誘いし、二六時間ほぼ休みなく歩きとおして一緒に登頂した。

山に魅了された元井さんは、ただいま七大陸最高峰に挑戦してまわっている。すでにキリマンジャロ、エルブルス、アコンカグア、コジオスコを制し、先日一緒に登ったデナリで五つめであった。以前からマラソンやトライアスロンに親しみ、フルマラソンは

年に四度走る。マラソンの世界六大メジャー大会のうち四つを走破、あとはロンドンとシカゴを残すのみだ。

製薬会社の代表取締役でありながら元気いっぱいに地球を駆けまわる元井さんには年齢不詳なところがある。会うたびに年齢を尋ねるのだが、元井さんが答える数字はどんどん若くなる。「脳はだまされやすいもので、自分の実年齢から六の倍数を引いた年齢を意識づければ、心も体もその年齢になる」。元井さんのアンチエイジングがこれ。僕と出会った頃は、すでに実年齢から一二を引き算していた。今回のデナリ登山では、一八を引いて登った。登りながら「生まれた年は？」と問うと「辰（たつ）年で東京オリンピックが開催され、富士山にレーダーができた年さ」とスラスラ答える。つまり一九六四年。「では植村直己さんが亡くなった時（八四年）はいくつでした？」と尋ねたら「二〇歳だね」。即答である。六四年を起点とした年表が、元井さんの頭のなかに出来上がっているのだ。実際に生まれたのはその一八年前だから実年齢は……、などと言い当てるのはヤボというもの。ちなみに、なぜ六の倍数かというと、引く時に干支（えと）をふたつしか覚えなくていいからだそうである。

脳は騙されやすい。プラシーボ効果といって、効果のない薬を効果てきめんのように患者に思い込ませることで病状が改善した例がいくつもある。アンチエイジングの要諦として、元井さんは年齢を低く見積もるだけでなく「心ときめく目標をもって運動して、体にいいものを食べること」を挙げている。「青春とは人生のある期間を言うのではなく、心の様相を言う」とつづったサミュエル・ウルマンの詩が浮かぶ。（数字は漢数字に変更）

幸せも手に入れる

ちょっと厚かましく、「美と若さ」以外に「幸せも手に入れる」方法を紹介しておきましょう。

慶応大学の前野隆司教授（慶應義塾大学ウェルビーイングリサーチセンター長）は、「幸せ」には四つの「心的因子」が寄与していると言っています。過去の幸福研究から「幸せ」に関連する項目を徹底的に洗い出し、それをアンケートにして日本人一五〇〇人に答えてもらい、その結果をコンピュータにかけて解析したうえでの結論です。よって、ポジティブ心理学とは異なっています（『幸せのメカニズム』講談社現代新書、参照）。

第一因子は「やってみよう因子」――つまり自己実現と成長の因子です。大きな目標をもっていて、そのために成長しようとしていることが幸せに寄与するのだと言います。

第二因子は、「ありがとう因子」――つながりと感謝の因子です。友達の数が多く、多様な人と付き合っているほうが幸せだということです。

第三因子は、「なんとかなる因子」――前向きと楽観の因子です。楽観性は、幸せのためになくてはならないスパイスと言えます。

第四因子は、「あなたらしい因子」――独立とマイペースの因子です。他人と自分を比較しないことや、自分をはっきりもっていることを表します。


「やってみよう！」、「ありがとう！」、「なんとかなる！」、「あなたらしく！」という四つが揃った人が幸せな人で、不幸せな人はこの四つの度合いが低いということになります。みなさんも、この「幸せのメカニズム」を理解・修得して、「幸せな人生」を目指してください。

まずは「やってみよう」と考え、「ありがとう」の気持ちを忘れることなく、「なんとかなる」と明るく振る舞い、さらに「あなたらしく」自分のペースで進むのです。これさえ忘れなければ、二〇二〇年に襲った新型コロナも乗り越えていくことができます。

本章の最後として、三浦豪太さんも紹介していたアメリカの詩人、サミュエル・ウルマン(Samuel Ullman, 1840〜1924)の言葉を私も紹介させていただきます。一〇年以上も前から、私の手帳に貼られているものです。

「**年を重ねただけで人は老いない。理想を失うときに初めて老いが来る**」(サミュエル・ウルマン/岡田義夫訳「青春」より)

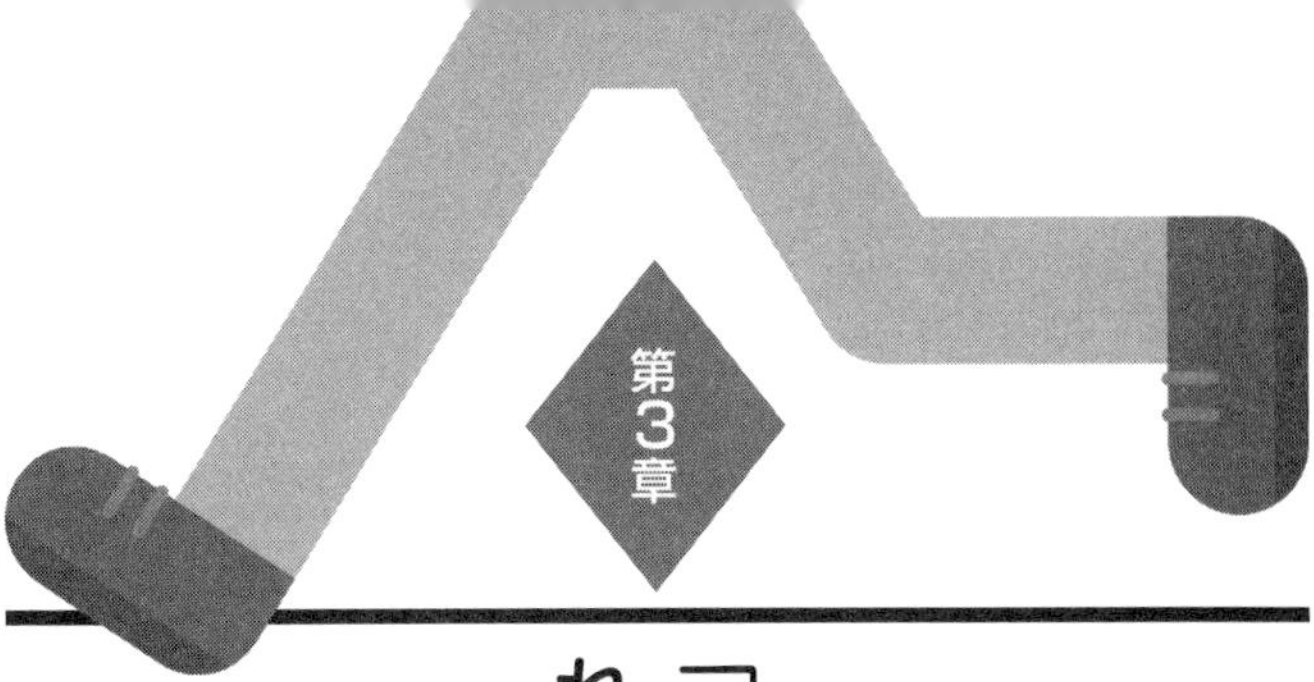

第3章

「美と若さ」を取り戻す武器を手に入れよう！

腰痛もちのメタボで薄毛が……

ここまで読まれて、「自称年齢」の設定はできましたか？　それができましたら、次は「美と若さ」を取り戻す武器を手に入れるためにはどうすればいいのかについて考えていきましょう。まずは、左ページの写真（右）をご覧ください。

腰痛のために一分も走れなかった二五年前（一九九五年）、戸籍年齢で言えば四九歳のときの私です。黒のTシャツを着ているので痩せているように見えるかもしれませんが、お腹もホッペもポッチャリの完全なメタボです。このあと、妻が胃ガンの宣告を受けたこともあり、そのストレスのせいか、シャンプーをすると排水溝にびっしりと詰まるくらい髪が抜け落ち、一気に薄毛となりました。

今改めて見ても、本当に表情が暗いです。さらによくないことに、着ているTシャツには「Stress《ストレス》」とプリントされています。前章において、「もう年かなぁ……」とか「私はオジイちゃんだから……」などのように、脳にマイナスとなる言葉を決して使ってはいけないと言っておきながら、この当時の私は「Stress」と書かれたTシャツを着ていたのです。間違いなく言えること、二五年前の私は「アホだった」ということです。

こんな私に転機が訪れました。妻の胃ガンが、ブラジルの薬用キノコを飲んだところ、二週間という短期間で消えたのです。

当時、ブラジルから日本にそのキノコを売り込みに来た人がいました。今井庸浩（のちほど紹介）さんという人なのですが、売れずに困っていたので私が全部買うことにしました（約四〇〇〇万円でした）。その直後に妻が胃ガンの宣告を受けたので、試しにと思ってこのキノコを飲ませたわけです。

一時は「暗闇の世界」に落ち込みかけ

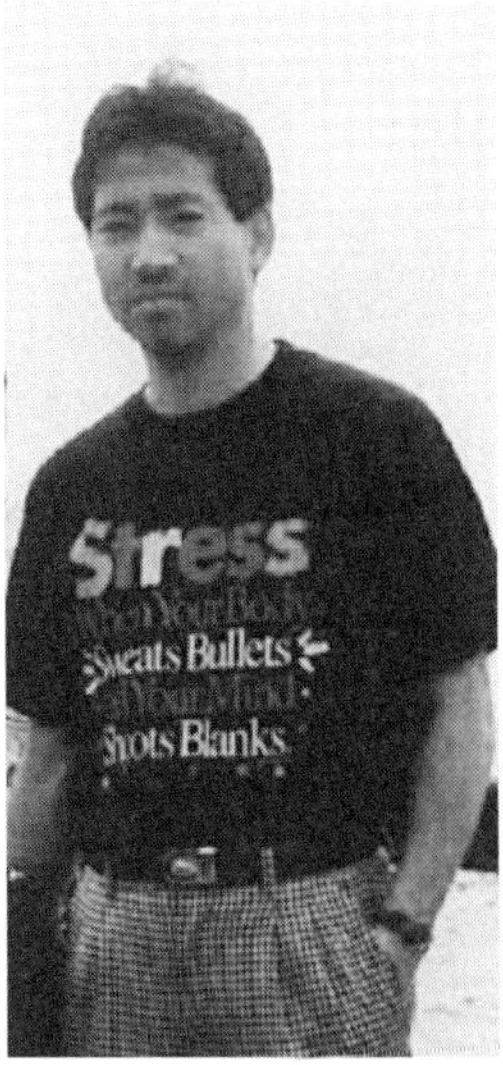

49歳の頃の筆者

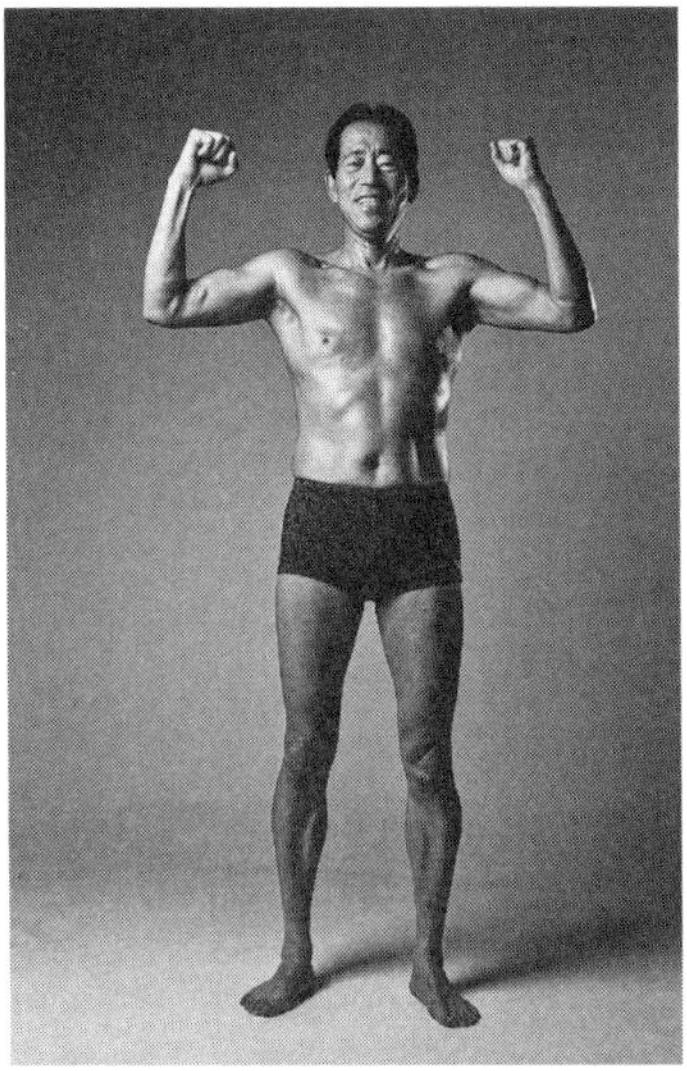

74歳の誕生日に撮影

ましたが、妻のガンが消えたという事実によって、再び「光の世界」に戻ることができました。

何を隠そう、私は薬剤師です。よって、ある程度は薬用キノコの基礎知識がありました。その一例を紹介すると、「カワラタケ」から摂れる「クレスチン」という免疫療法薬をはじめとして、数種類のキノコからつくられる抗がん剤が日本では開発されています。

薬学を学んできた者として、想像をはるかに超える効能に大きな興味が湧き、「薬用キノコの里」であるブラジルの農場を訪れることにしました。このような行動力も、「光の世界」に戻れたことがきっかけとなって現れたものだと思っています。妻のガンが消えた翌年、一九九六年の秋のことです。

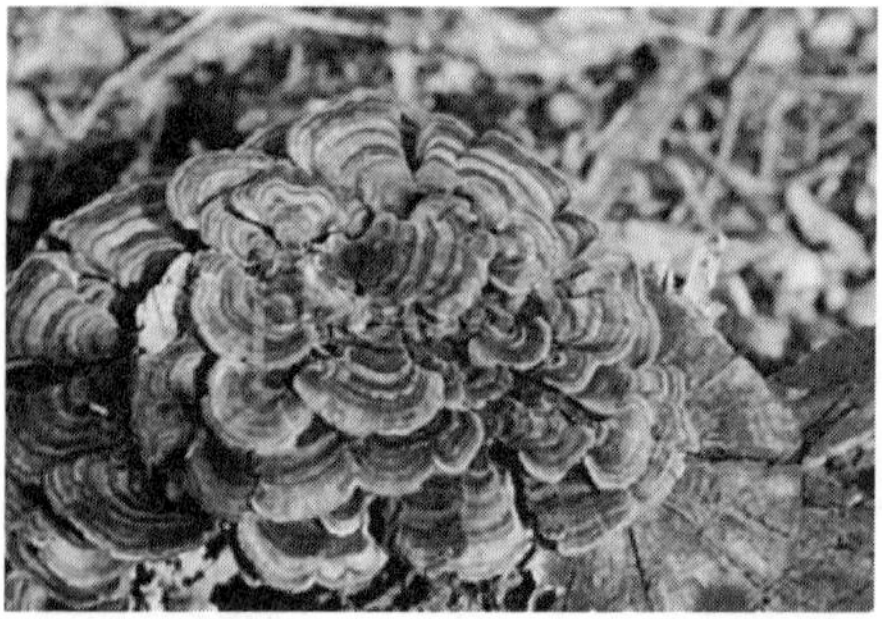

カワラタケ
枯れ枝や倒木などに群がって生える。サルノコシカケに似ているが、はるかに小さくて薄い。黒色、褐色、濃青色、黄色などをしており、同心円の模様が出ることが多い。世界中に広く分布しており、枯れ木に発生するキノコとしては一般的な存在である。肉質は非常に硬く、調理しても食べられないが、地方によっては煮出したものを飲用している場合がある。また、菌糸体よりクレスチンという抗悪性腫瘍剤になる多糖類が得られる。

栽培環境は赤土の大地

腰痛ベルトを巻き、成田空港から丸一日飛行機に乗って降り立った地は、ほぼ地球の裏側ブラジル・サンパウロ国際空港です。強い陽射しが肌を射しました。ご存じのとおり、ブラジルは南半球にあるため、日本とは違って熱い夏に向かうという季節です。

空港から車で東に一時間ほど移動したスザーノ（Suzano）という場所です。サンパウロ市から東に五〇キロぐらいの所ですが、目的の農場は大自然の森に囲まれた高地（標高八〇〇メートル）にありました。広大な赤土の大地、強烈な太陽光が燦々と降り注いでいました。空気は清らか、近くの川にはマスがたくさん泳いでいました。

恥ずかしながら、キノコというものは、日陰で湿気のある環境に生えるものとばかり思っていました。それが、カンカン照りの太陽光、強烈な紫外線が降り注ぐ高地で露地栽培されていたのです。そして、時に鳴り響く雷鳴のあとには、それこそバケツをひっくり返したようなスコールが来るのです。まさに、想像をはるかに超える過酷な環境のもとで巨大なキノコは栽培されていました。

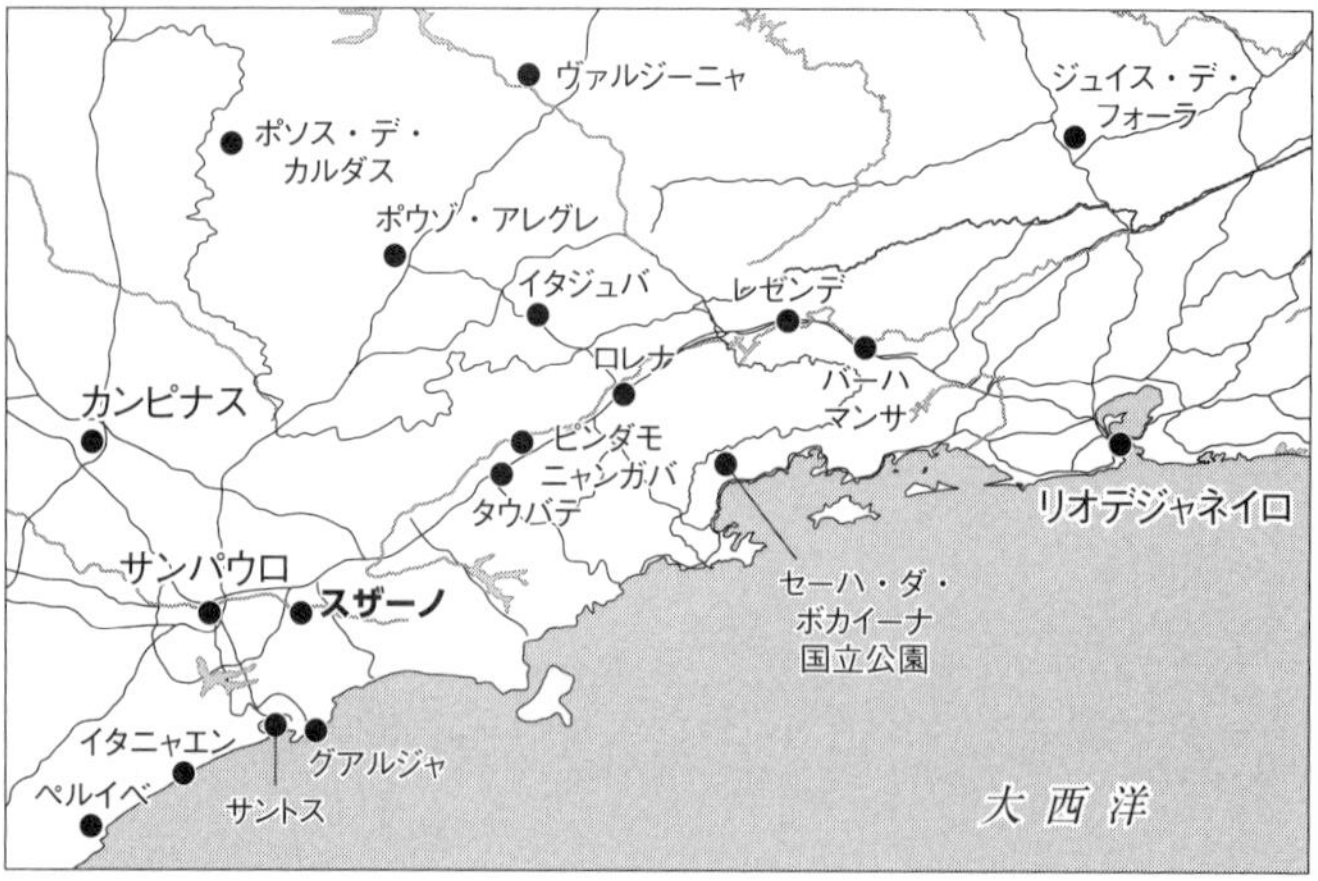

スザーノは、大都市サンパウロの東 50 キロの所に位置している

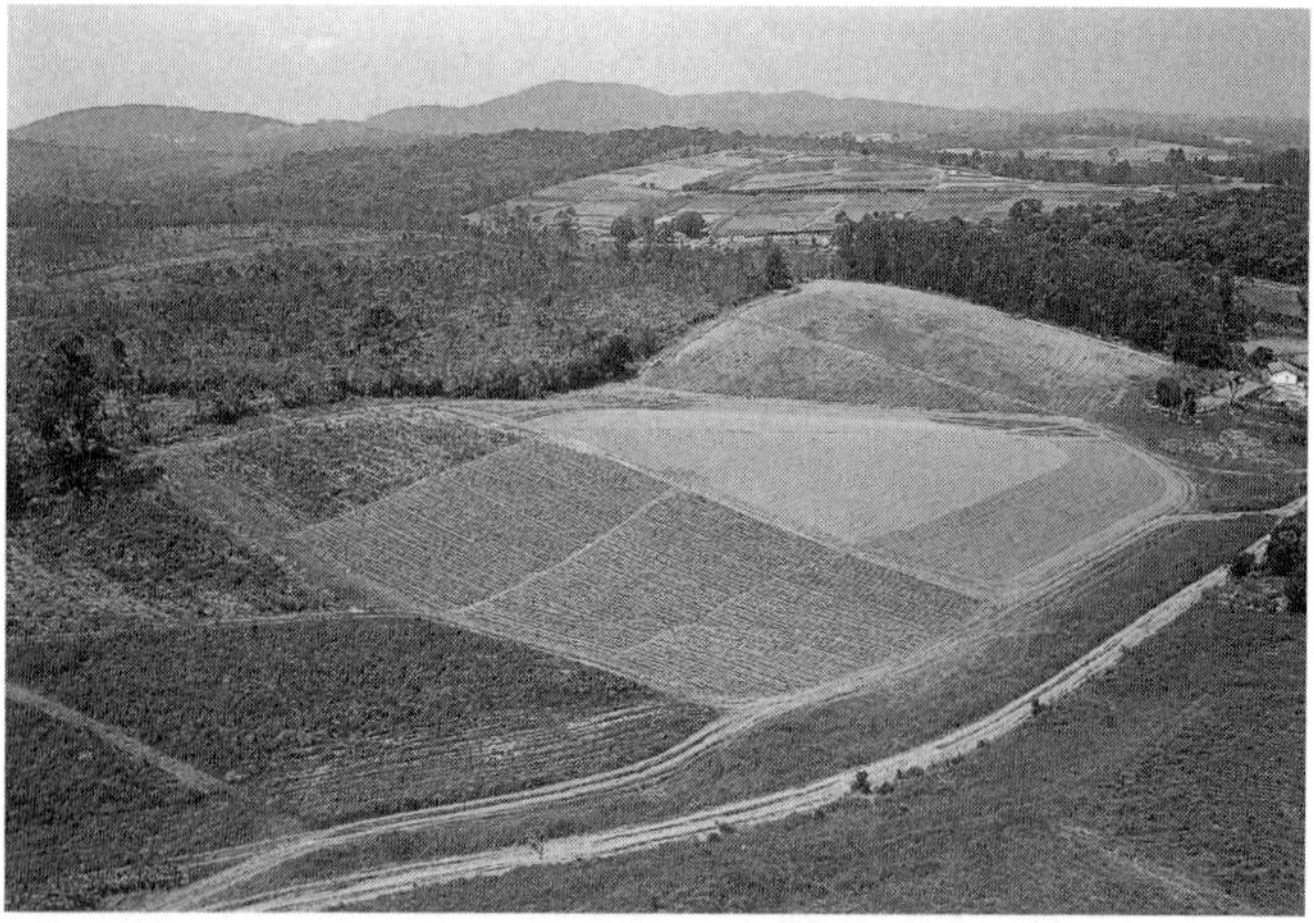

キノコの農場（航空写真）

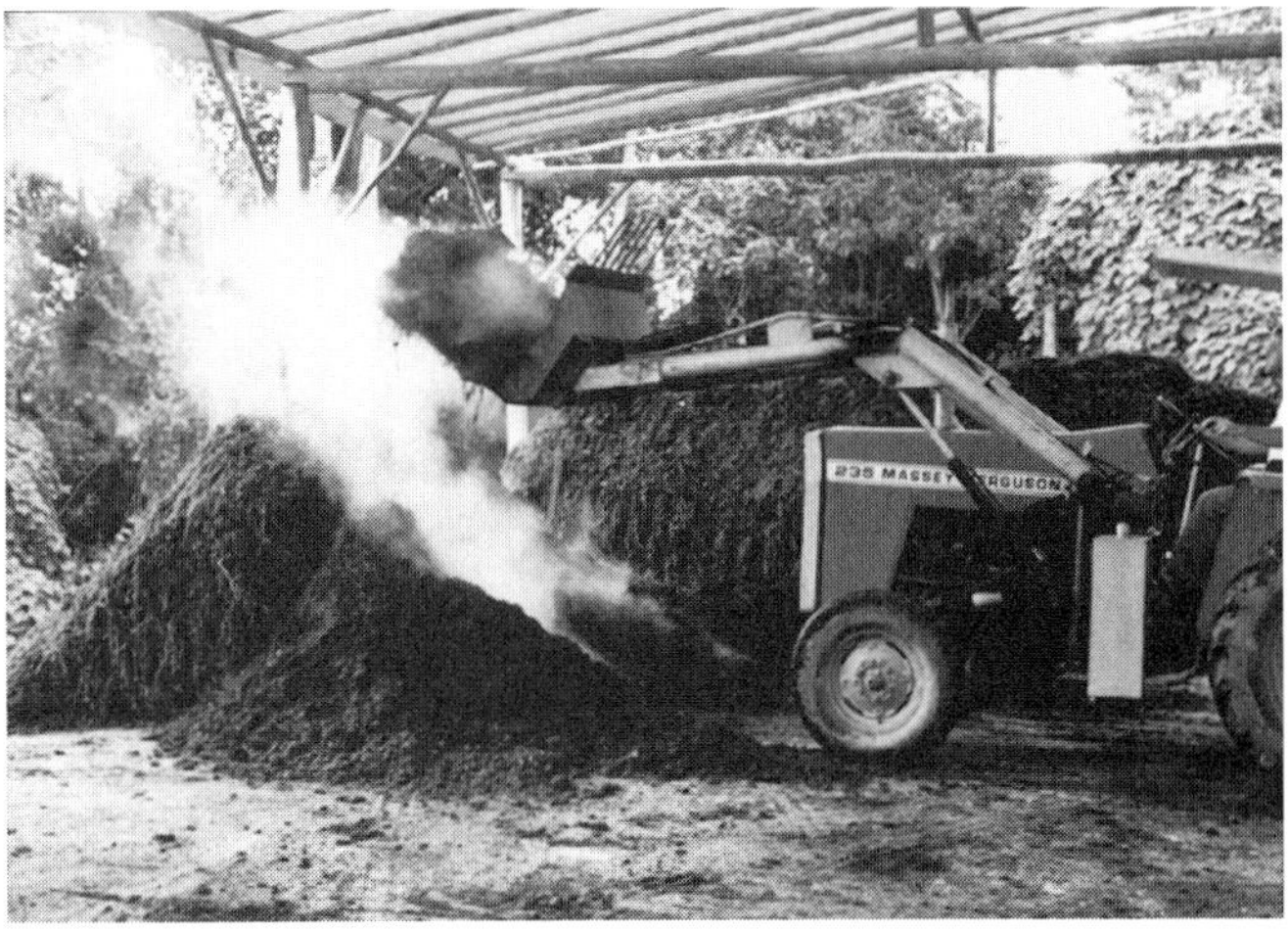

堆肥づくり

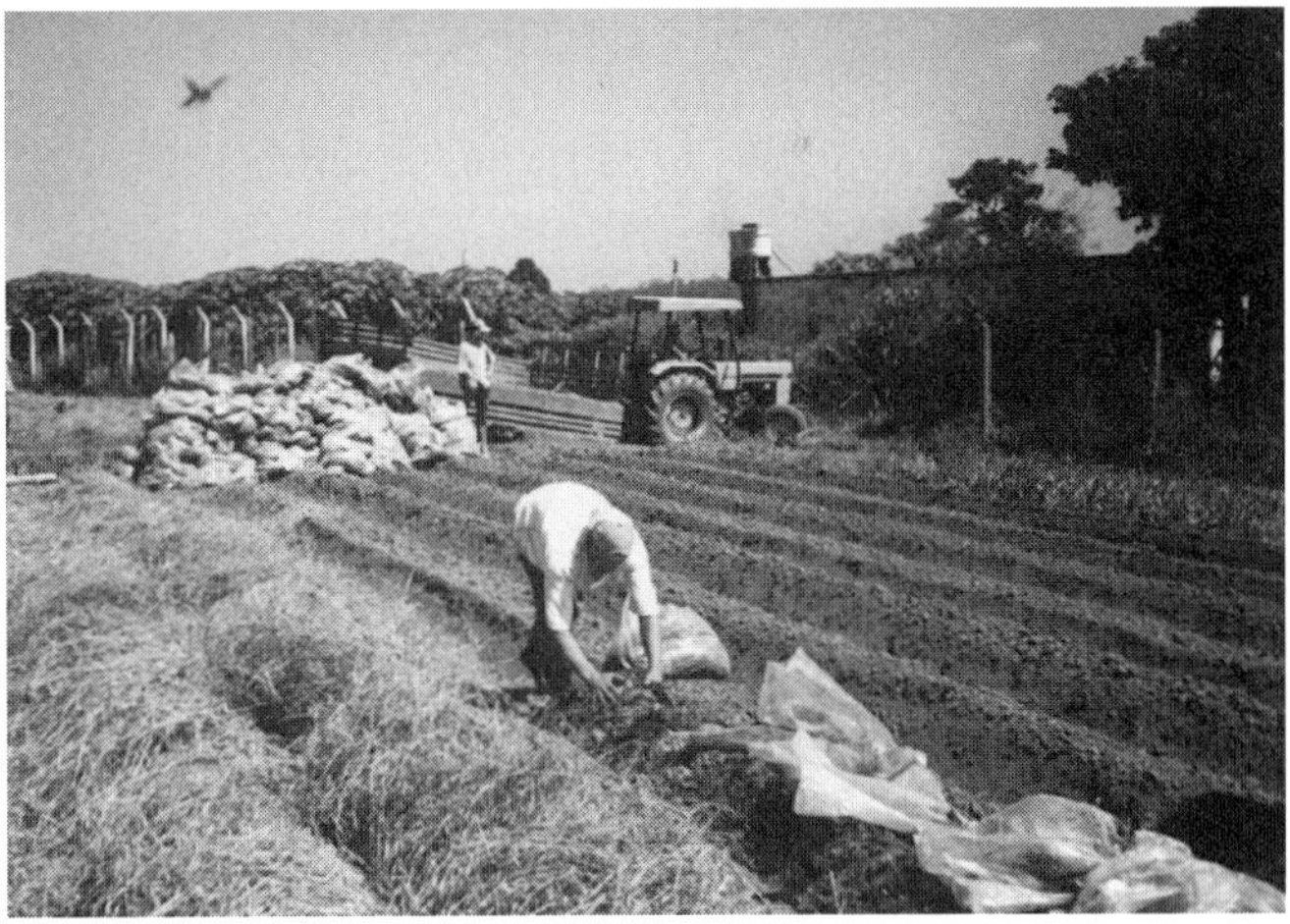

植えつけ

このキノコの栽培方法は、企業秘密と言われている「菌株づくり」からはじまり、「堆肥づくり」、「植えつけ」、「収穫」、「洗浄」などの作業を行っていきます。傷みやすいので、一本一本がていねいに手づくりされています。

現地の人たちは、このキノコを「神のキノコ」と呼んでいます。ポルトガル語では「Cogmelo de Deus」、英語では「Mushroom of God」となります。下の写真のとおり、いかにも凄いパワーがありそうな感じがします。

桁外れとも言える厳しい環境で育つキノコには、どんな成分が含まれているのでしょうか。また、どんな薬理作用があるのでしょうか？　薬剤師として、多くの興味が次々と湧きあがってきました。

さらに、「神のキノコ」は世界で唯一のものであ

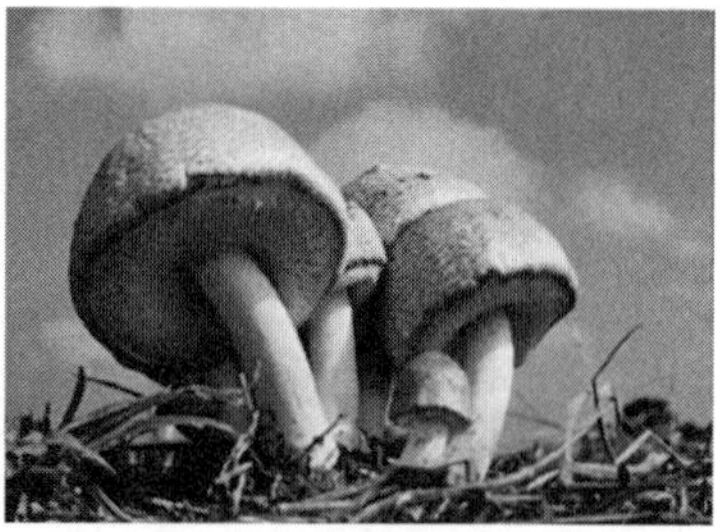

巨大な「神のキノコ」

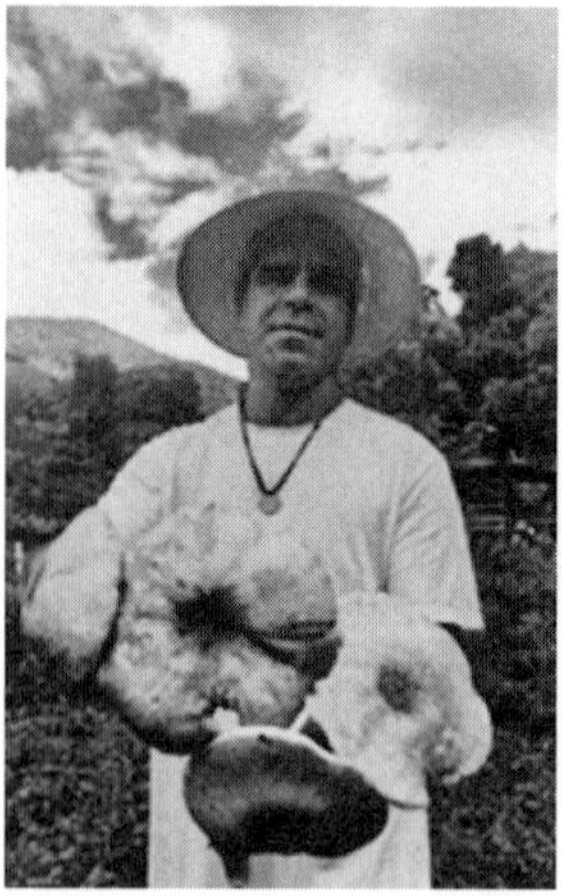

大きさがよく分かる

り、誰もまだ研究をしていないと言います。それなら、「私がやってやろうじゃないか！」と、男気《おとこぎ》と研究心にメラメラと火がついてしまったのです。

これがきっかけとなってスタートした研究は、東京薬科大学、順天堂大学、近畿大学、東京大学、慶応義塾大学、麻布大学などの大学や国立長寿医療研究センター(1)などが、それぞれ得意とする分野で研究に加わりました。一つのキノコ素材に、このように多くの研究者が集まるというのは異例中の異例です。そして、研究は現在も続いているのです。

若返り・アンチエイジングの秘訣は「カロリーリストリクション」と「抗酸化」

少し話は脱線しますが、私は日本抗加齢医学会（iiiページ参照）の第一期の認定指導士でもあります。日本抗加齢医学会では、「若返り」および「アンチエイジング」の基本は、「カロリーリストリクション」と「抗酸化」の二つであると言っています。

（1）〒474-8511　愛知県大府市森岡町 7-430　TEL：0562-46-2311

カロリーリストリクションとは、簡単に言えばカロリー制限となります。必要とされる標準エネルギー摂取量に対して、七～八割に制限した食生活を継続するとアンチエイジング効果が現れ、長寿につながるとされています。日本では、「腹八分目ぐらいが長生きの秘訣」などと昔から言われていますが、実は科学的に根拠のあることだったのです。

では、カロリーを制限すると、なぜアンチエイジング効果が現れるのでしょうか。

これに関連する「長寿遺伝子」(2)が、マサチューセッツ工科大学レオナルド・ガランテ(Leonard Guarente) 教授により発見されました。長寿遺伝子とは、細胞の寿命を延ばそうとする遺伝子のことで、カロリーを十分に摂取している状態よりも、カロリー制限をして、お腹が空いているときのほうが活性化するということが分かってきたのです。これについては、『「長寿遺伝子」を解き明かす（NHK未来への提言）』（レオナルド・ガランテ＋白澤卓二著、NHK出版、二〇一七年）という本も出版されていますので読んでみてください。

具体的には、サルを使った実験によって、通常食の総摂取カロリーを六五～七〇パーセントに制限すると寿命が伸び、若々しい印象になったと報告されています（日本抗加齢医学会で白澤卓二先生が報告）。

どうやら、老化を防ぐためには、食べる量を腹七～八分目にしたほうがいいようです。前述したように、「バイキング料理で元を取ってやろう！」などという浅ましい考えは捨て、お酒の飲みすぎも老化につながるので控える必要があります。

一方、「抗酸化」とは、体内にある酸化力の強い「活性酸素」が増えすぎることで、鉄が錆びるように身体の細胞を傷つけるというものです。もちろん、老化や動脈硬化、ガンなどの原因になります。活性酸素が増える原因としては、食べすぎや飲酒、タバコ、ストレス、紫外線、過度な運動などが挙げられます。近年の研究によって、抗酸化が老化促進の大きな要因であると考えられるようになりました。

その原因となる活性酸素について、少し詳しく説明しましょう。

通常、人間が呼吸をするとき、空気中から体内に取り込まれる酸素の一パーセント程度は活性酸素種となり、細菌などから体を守る働きをしています。しかし、取り込まれた過剰な活性酸素種は、体内のタンパク質と反応してその機能を損なったり、脂質を酸化して過酸化脂質を生じさせ、遺伝子の損傷を引き起こすことになります。それが、老化、ガン、動脈硬化、生活習慣病などの原因になると考えられているわけです。

（2）「サーチュイン遺伝子」、「長生き遺伝子」、「抗老化遺伝子」とも呼ばれ、その活性化によって生物の寿命が延びるとされています。

また、ストレス、紫外線、喫煙、過度の飲酒、酸化した食品（古い油）なども活性酸素種を過剰に生成させることになります。体内でできる活性酸素を大きく分けると、①スーパーオキシドラジカル、②過酸化水素、③一重項酸素、④ヒドロキシルラジカルとなります。④のヒドロキシルラジカルが最悪の活性酸素で、発ガンとの関連が深いものです。また、③の一重項酸素も悪性度が高い活性酸素となっています。

①と②を消す酵素は体内でつくられますが、悪性度の高い③と④を消す酵素は体内ではつくられません。言うまでもなく、抗酸化作用をもつ食品から日常的に摂る必要があります。参考までに、抗酸化作用のある代表的な栄養素を紹介しておきましょう。それは、「ビタミンACE（エース）」です。

ビタミンA——皮膚や目の健康に欠かせない栄養素で、「レチノール」と「β-カロテン」があります。そのなかでも、抗酸化作用のある「β-カロテン」に注目してください。トマトやホウレンソウ、ピーマン、ブロッコリーなどの緑黄色野菜に多く含まれています。

ビタミンC——これを多く含んでいる食品はパプリカやブロッコリー、ジャガイモ、キウイ、イチゴ、そして柿などです。ご存じのように、熱に弱く水溶性であるため生《なま》で食べることをおすすめします。といっても、ジャガイモは無理ですね。

ビタミンE――油に溶けやすい性質があるため、油を使うことで体内に吸収されやすくなります。これを多く含む食品は種実類《しゅじつるい》（ゴマ、アーモンド、ピーナッツなど）やカボチャ、アボカド、ウナギなどです。

以上のように、日本抗加齢医学会では「カロリーリストリクション」と「抗酸化」がアンチエイジングの基本となっていますが、私は「免疫力」も重要な要素として考えています。のちに「ストレス」についても述べますが、それにも大きく関係してくるからです。

食事制限や抗酸化作用のある食事をして若さを獲得したとしても、免疫細胞がしっかり働かなければ病気になったり、命を脅かされたりします。そうなったら、アンチエイジングどころではありません。

免疫力も重要！――老いと闘う細胞

関連する話を紹介しましょう。数年前、海外への出張時に機内で「NHKスペシャル『人体　ミクロの大冒険』第三回『あなたを守る！細胞が老いと戦う』」（NHK総合、二〇一四年四月六日放映）の録画を観ました。MCは、京都大学iPS細胞研究所の山中伸弥教授と劇作家・演出家の野田秀樹さんです。タイトルの一部に「細胞が老いと戦う」とあります。この言葉に引き寄せられ、メモを取りながら観ました。

主な内容は、地中海に浮かぶサルデーニャ島（イタリア）には長寿の人が多く、一〇〇歳以上の人が五〇〇〇人に一人と世界平均の約二倍となっており、「長寿世界一」というものです。番組スタッフが、長寿の秘訣を探るべく高齢者三〇〇〇人を調査するというシーンからはじまりました。

通常の場合、二〇歳代の免疫細胞[3]は元気なのですが、六〇歳代になると免疫細胞の働きが悪くなります。しかし、この調査によると、サルデーニャ島の一〇〇歳以上の人は免疫細胞が効果的に働いており、衰えていないというのです。二〇歳代の働きをしており、病原体に対する抵抗力が高いことを表している、と言っていました。

また、免疫細胞と健康長寿は、密接にかかわっていることが別の研究でも浮かびあがってきました。イギリス・バーミンガム大学の研究では、衰えた免疫細胞を元気にさせるには五分ほどの運動でよく、それによって免疫細胞を活性化させることが分かっています。

運動によって筋肉から分泌される物質が免疫細胞を活発化させると考えられており、幸せな健康生活を望むなら、日頃から運動を心がけるべきだということです。健康維持には欠かせないとされてきた運動ですが、実は免疫細胞に働きかけ、健康を促進していたことが確認されたというのです。

免疫細胞を若く保つことが健康長寿、若さの秘訣という内容の番組、私にとってはこのうえなく興味深いものでした。おかげで、長旅の疲れを感じることもなく、気分爽やかに目的地に到着しています。なお、「免疫」についてはのちに詳しく解説します。

「神のキノコ」は世界で唯一のもの

さて、「神のキノコ」に話を戻しましょう。前述したように、「神のキノコ」は強烈な太陽光のもとで露地栽培されています。この露地栽培について、現地の菌株《きんかぶ》（キノコの素菌）の責任者は次のように話していました。

「日本をはじめとする多くの国々から、このキノコの発祥地であるブラジルに来て、何年間

（3）生体を防御する細胞で、マクロファージ、樹状細胞、T細胞、B細胞、NK細胞（ナチュラルキラー細胞）などがあり、互いに連携しあって機能しています。

も露地栽培に挑戦したが、みんな失敗して帰っていった。今、残っているところは一社もない」

そして、次のように言葉を続けました。

「自分たちは、露地栽培に耐えられる菌株をつくるのに、決して諦めないという気構えで苦労を重ね、七〜八年かけて成功した。失敗した会社は、それぞれの国に戻り、真っ暗な環境のもとでハウス栽培をやっている。確かに、それなら簡単にできるだろうが、ハウスでつくられたものと自分たちの『神のキノコ』はまったく別物であり、ブラジルで唯一のものだ」

この言葉に従い、本書では「神のキノコ」を「ブラジル露地栽培アガリクス」または「露地栽培アガリクス」と表記することにします。

露地栽培アガリクスは、アンチエイジングの敵に対して有力な武器になるのか?

露地栽培アガリクスは、「過剰な活性酸素種」や「免疫機能の低下」という若返り・アンチエイジングの敵に対して、有力な武器となり得るのでしょうか? 実は、老化の大敵である活性酸素種に対しては武器になることが分かりました。

日本抗加齢医学会は、アンチエイジングの基本は「カロリーリストリクション」と「抗酸化」であると先に紹介しました。そのうちカロリーリストリクションは、大食いを避け、腹七〜八分目のバランスのよい食事を励行することで解決ができそうです。しかし、抗酸化については、その作用のあるものを摂る必要があります。

抗酸化力について、老化の大敵である活性酸素種に焦点を当て、さまざまな指標において露地栽培アガリクスをほかの食材と比較してみました。その結果、「美と若さ」の取り戻しに有効か否かの見極めにおいて、有効な指標になることが以下のとおり分かりました。

まずは、活性酸素吸収能力の「ＯＲＡＣ（Oxygen Radical Absorbance Capacity：活性酸素吸収能力）値」です。ＯＲＡＣ値は、アメリカ農務省とアメリカ国立老化研究所（National Institute on Aging：NIA）の研究者らが、抗酸化力の新しい指標として開発したものです。

活性酸素吸収能力は食品中の抗酸化力の分析方法として優れており、データベースが充実している分析方法でもあります。そのため、アメリカにおいてはすでにＯＲＡＣ値が表記されたサプリメントや飲料などの市販が行われています。

さて、測定の結果はというと、露地栽培アガリクスはほかの食材と比較して、活性酸素吸収能力のＯＲＡＣ値において一番高い数値を示しました。言うまでもなく、老化につながる活性酸素種を多く吸収し、老化を防ぐ力が強いということです（図3―1参照）。

　また、これから紹介する「トロロックス（Trolox、6-hydroxy-2,5,7,8-tetramethyl-chroman-2-carboxylic acid）値」と「ＴＥＡＣ値」も、活性酸素による酸化を抑える抗酸化の強さを示す指標です。

　近年、体内の抗酸化力低下がさまざまな疾患の発症や健康障害に関与していることが示唆されているため、抗酸化活性を有する食品への期待が高まっています。トロロックス値とＴＥＡＣ値は、ともに抗酸化食品における活性化の比較に使われています。

　同じ菌株《きんかぶ》を使って、太陽光のもとでの露地栽培と、光を遮る暗い環境下のハウス栽培、

図3-1　ブラジル露地栽培アガリクスのORAC値

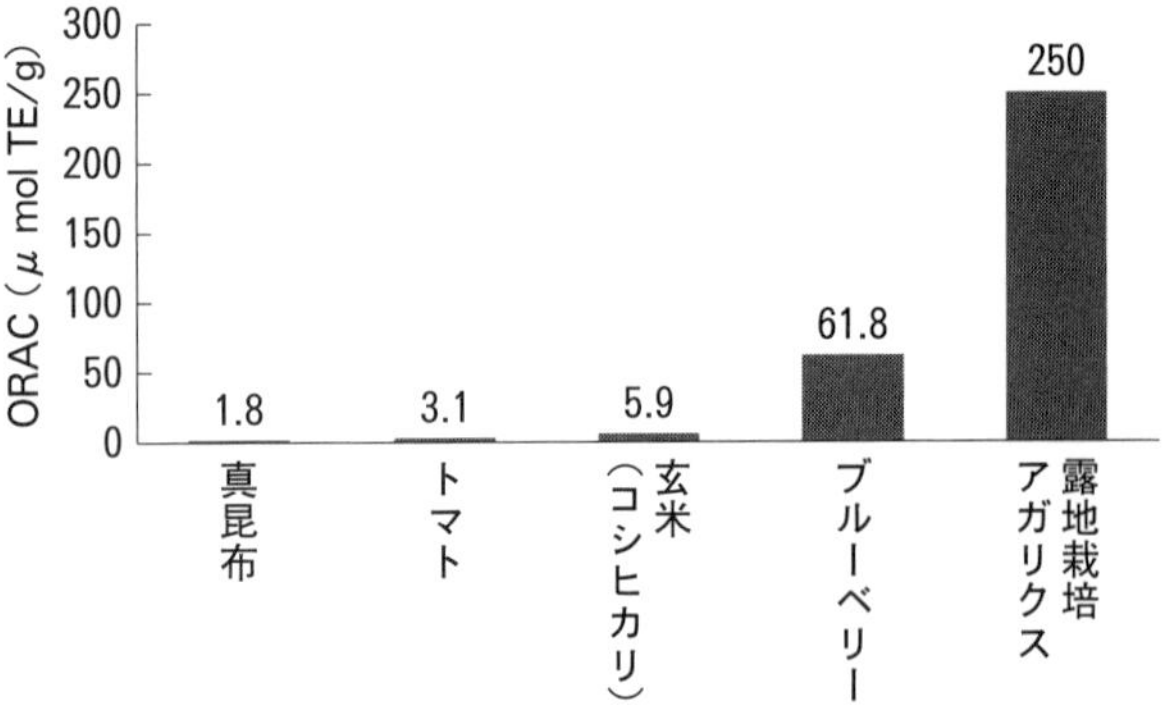

ORAC値　露地栽培アガリクス：日本食品分析センター調べ。
真昆布：科学研究費助成研事業 研究成果報告書、トマト・玄米：とやまの農産の抗酸化評価、ブルーベリー：山梨県工業技術センターの研究報告 No25（2011）より。

および日本産のハウス栽培との違いをトロロックス値で比較してみました。

図３－２のように、ブラジルでの露地栽培アガリクスが一番高いトロロックス値を示しました。ＯＲＡＣ値と同じく、老化を防ぐ力が強いということです。

さらに、トロロックス値を基準にした抗酸化力の強さを示す指標として、前述したＴＥＡＣ値というものがあります。今度は、ほかのキノコと比較してＴＥＡＣ値を調べてみました（**図３－３**参照）。ご覧のように、ほかのキノコに比べて露地栽培アガリクスが一番高い数値を示しました。まさに、露地栽培アガリクスは「老化させない力が強い」と言うことができます。

図 3–2　抗酸化活性の比較

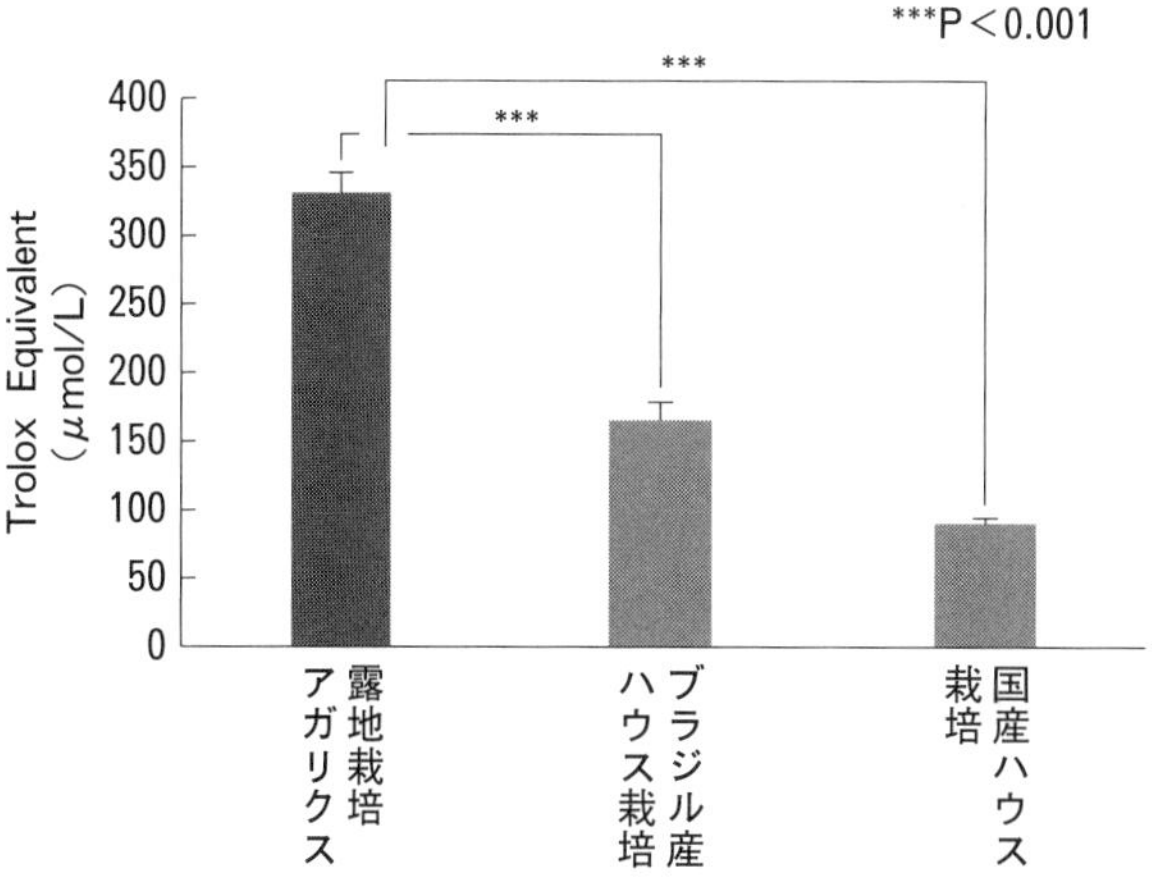

東京薬科大学調べ。

活性酸素種を打ち消す抗酸化力はなぜ高いのか？

ブラジルの高地では、日本人には想像もできないような強い紫外線を浴びることになります。動物であれば日陰などに移動してこの紫外線を避けることができますが、動くことのできない植物は植物性化学物質（ファイトケミカル）をつくって防いでいます。それと同じく、キノコも抗酸化作用の化学物質をつくるの

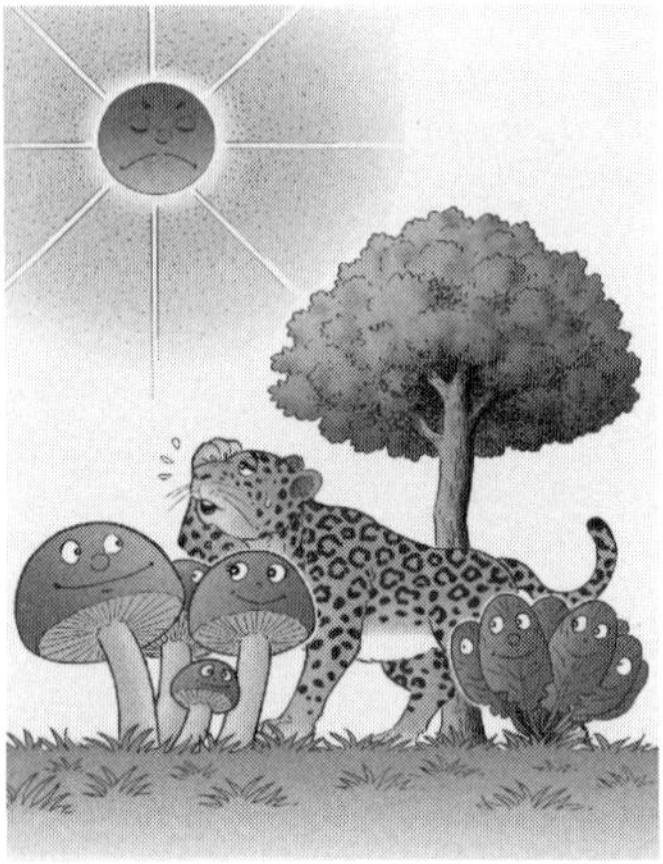

強い紫外線をファイトケミカルで防ぐ植物

図 3-3　ブラジル露地栽培アガリクスの TEAC 値

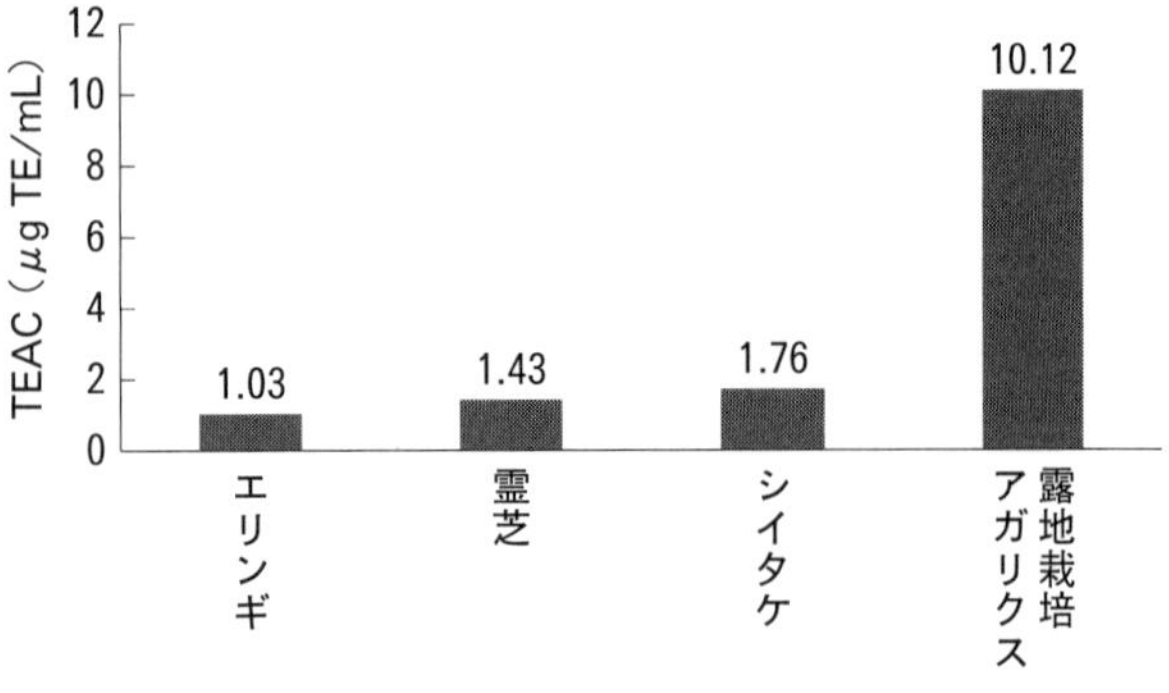

東京薬科大学調べ。

ではないかと考えられています。

そして、この化学物質が、過剰な活性酸素種から体内のＤＮＡや細胞膜などを防いでいると推察されます。これは露地栽培アガリクスの大きな特長とも言え、若返りの武器として有力であるということです。

免疫力に大きく関与するβ－グルカン——注目のビタミンDを多く含む

もう一つの大切な要素である「免疫力」について検討していきましょう。

キノコの主成分と言われる「β－グルカン」と、近年注目を浴びているビタミンＤの含有量の違いを、同じ菌株を使って二つの栽培条件で比較してみました。

その結果は、ハウス栽培に比べて露地栽培のほうが、抗腫瘍《こうしゅよう》効果があるとされるβ－グルカンは一・五倍、ビタミンＤは約二四倍も含有していました（乾燥一〇〇グラム中）。同じ菌株を使っていますので、露地栽培のアガリクスは、太陽光によってビタミンＤが誘導されたものと考えることができます（図3－4参照）。

昨今、新型コロナウイルスの感染が大きな問題となっていますが、それに伴って、ビタミンDが世界中で注目を集めています。というのは、感染症の予防にビタミンDが有効だとする研究報告が世界中で相次いで発表されているからです。

参考までに、β－グルカンがどのような形をしているのかを示す構造式を紹介しておきましょう。高校生に戻ったような感じがするでしょうが、なかなか興味深い図ですので、まずはご覧ください。

キノコ類に含まれるβ－グルカンは、キノコによって構造が異なります。例として挙げたハナビラタケとその構造を比較してみてください（**図3－5中**）。構造が大きく違っていることがお分かりでしょう。

露地栽培アガリクスのほうは、病原菌で

図3-4　ブラジルにおける「露地栽培アガリクス」と「ハウス栽培アガリクス」のβ－グルカンとビタミンDの含有量比較

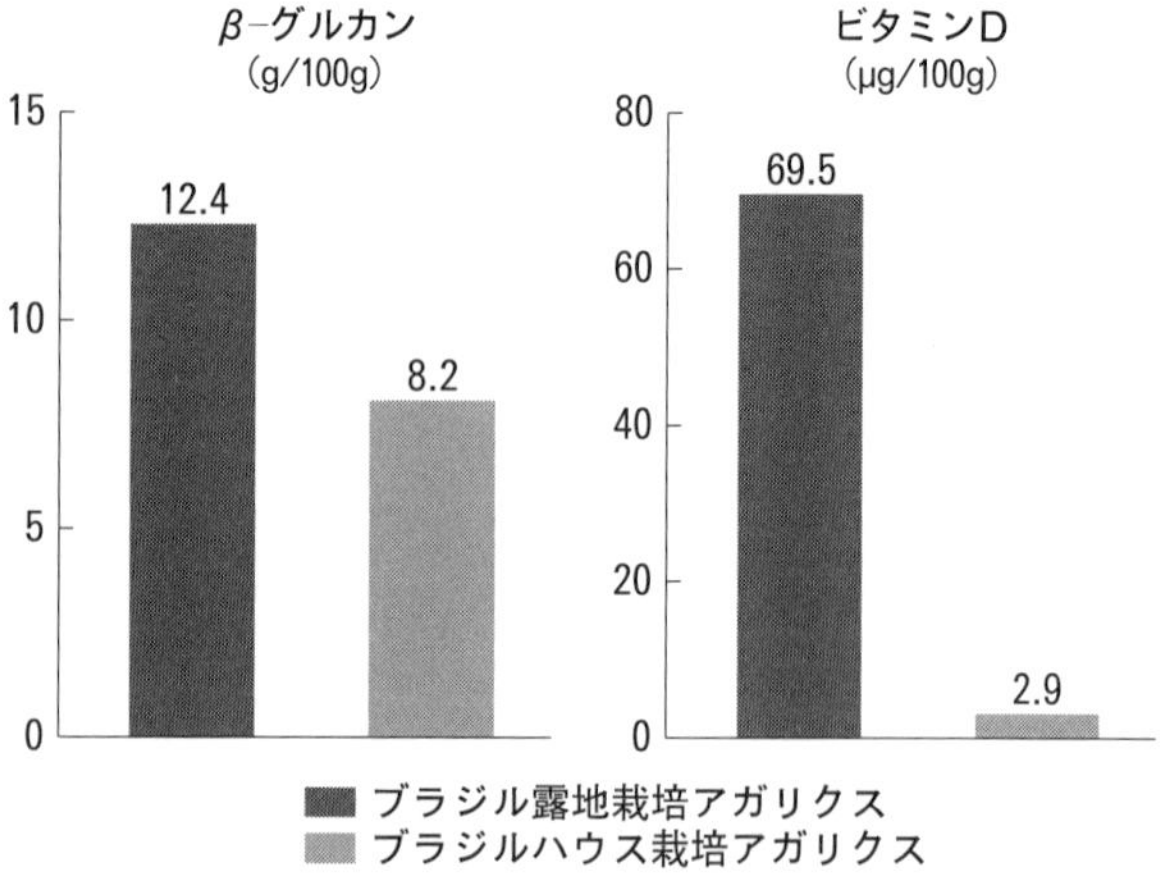

日本食品分析センター調べ。

ある真菌カンジダ菌のβ－グルカンの構造（図3－5右）ときわめて似ています。実は、この構造が免疫賦活作用に大きな影響を与えることが判明したのです。免疫細胞が、露地栽培アガリクスのβ－グルカンをカンジダ菌のβ－グルカンと勘違いをするわけです。面白い現象ですが、これについてはのちほど詳しく説明します。

ナチュラルキラー（NK）細胞を活性化させる

東京薬科大学、未病医学研究センター[4]、順天堂大学との共同研究を紹介しましょう。

現在、病気にならず、健康な日常生活を送るためには免疫力を高めることが求められます。近年、体内にある免疫細胞「ナチュラルキラー（NK細胞）」を活性化させて、免疫力を高める方法が多くの関心を集めています。

図3-5　β－グルカンの構造式

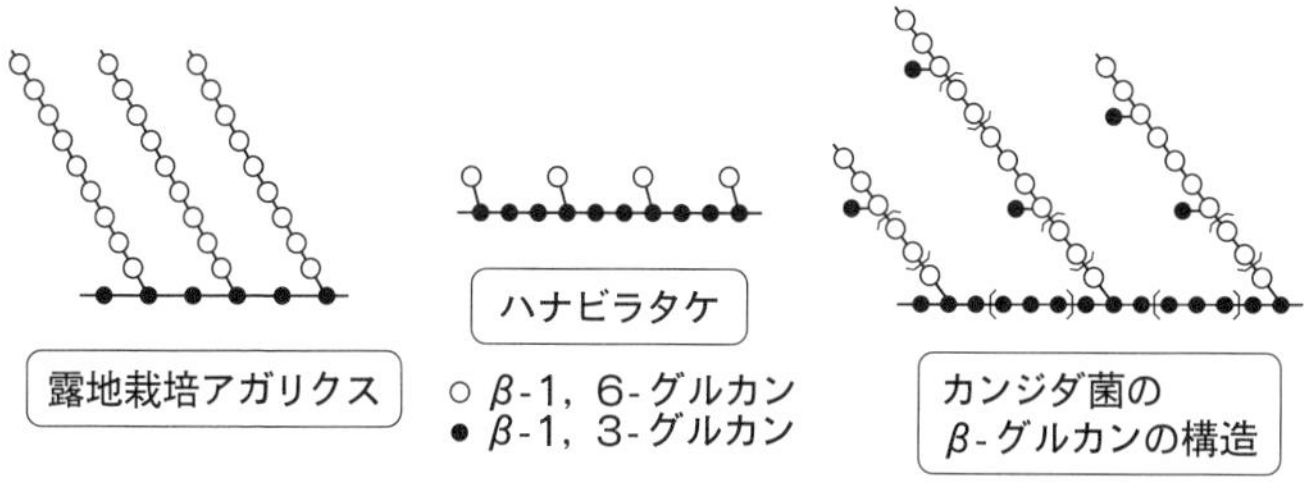

体を外敵から守る免疫システムは、多くの免疫細胞のチームワークによって機能していま
す。免疫細胞がそれぞれの役割をもっており、外敵を常に監視し、発見したら直ちに攻撃し
て排除していきます。その際、とくに重要な役割を担っているのが「ナチュラルキラー細
胞」というリンパ球なのです。

そこで、ヒトの臨床研究において、露地栽培アガリクスの摂取によってNK細胞が活性化
するか否かを調べてみました。研究内容の一部を紹介しますが、専門用語が登場しますので、
大まかに理解していただけるとよいでしょう。

ヒト臨床の研究実施機関は、順天堂大学の医学部・免疫学講座で行いました。健常者八名
のNK機能を測定しましたが、その測定方法は「二重盲検方式[5]」としました。被験者を露地
栽培アガリクス三グラムの飲用群とプラセボ（偽薬）飲用群に分け、七日間の飲用後、末梢
血中のNK活性を測定しました。

次に、二か月の期間を置き、七日間の飲用試験を逆にして同様の試験（クロスオーバー方
式）を行いました。

その結果は、プラセボ群にはNK細胞が上昇する人もいれば下降する人がいたのに対して、

アガリクス群は、飲用後のＮＫ細胞の活性がほとんどの人において有意（偶然ではなく、意味があるということです）に上昇したのです。言うまでもなく、露地栽培アガリクスを飲用すると、免疫細胞の一種であるＮＫ細胞が活性化するということを表しています。

参考までに、この研究成果は〈*Evidence-based Complementary and Alternative Medicine*〉（二〇〇八年）という科学誌に「Immuonomodulating Activity of *Agaricus brasiliensis* KA21　in Mice and in Human Volunteers.」の論文名で掲載されています。詳細を知りたい方は、「PubMed」というデータベースにアクセスしてください。「PubMed」とは、世界の学術雑誌の報告を集めたものです。上記の論文名を入力すると、一般の人も閲覧可能となっています（日本語翻訳機能もあります）。

（４）　順天堂大学消化器内科非常勤講師、東京大学食の安全研究センター特任教授を務めた医学博士天野暁氏が設立した漢方医学・未病医学の専門機関です。病気にならないだけでなく、より心と体をWell Agingするためのアンチエイジング法を行っています。〒157-0073　東京都世田谷区砧6-9-3-502　TEL：03-3416-3352

（５）　ブラジル露地栽培アガリクス、またはプラセボ（偽薬）のどちらを飲んでいるのか、被験者も担当医も（二重）分からない（盲検）試験法のことです。

図 3-6　プラセボ群

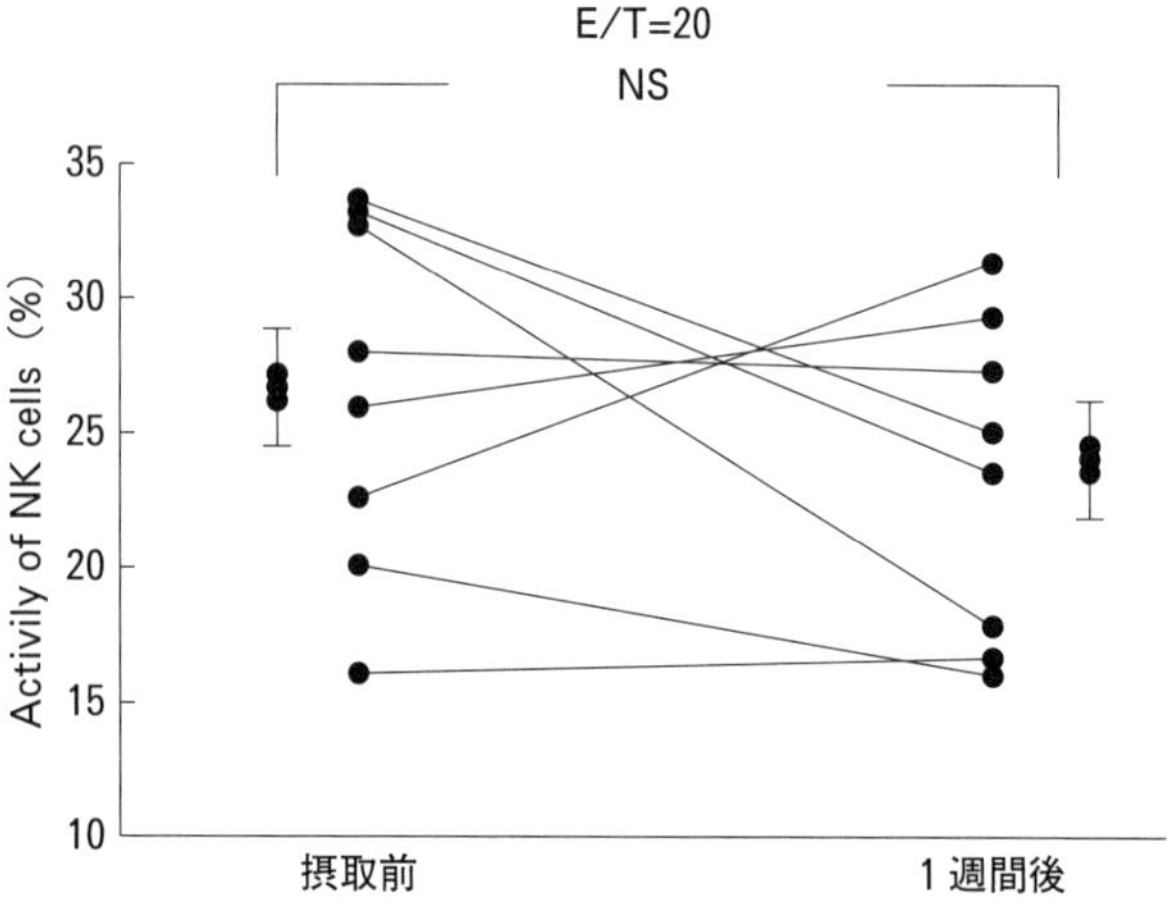

図 3-7　露地栽培アガリクス摂取

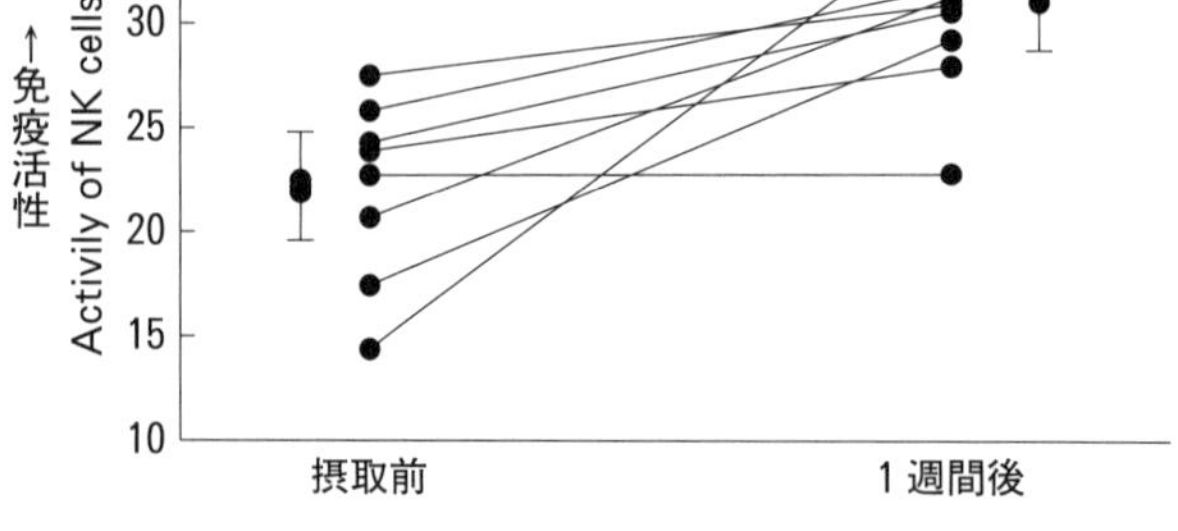

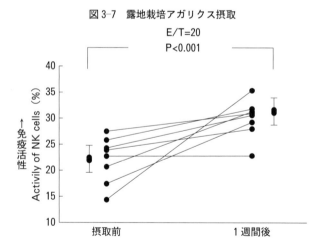

露地栽培アガリクスを飲むとどうなるか？

ヒトの臨床研究でＮＫ細胞を活性化することが分かりました。それでは、アガリクスを飲むと体内でどのようなことが起こるのでしょうか。イラスト（次ページ）を使って説明しましょう。

喉、鼻などの粘膜や腸では、体内に侵入してくる細菌やウイルスを常に待ち構えた各種免疫細胞がいます。

❶ β‐グルカンが含まれるアガリクスを飲む。

❷ 待機している免疫細胞は、五九ページで説明したように、アガリクスのβ‐グルカンがカンジダ菌のβ‐グルカンの構造と似ているため、病原菌が侵入してきたと勘違いをします。

❸ 免疫細胞のマクロファージや樹状細胞がβ‐グルカンを捕え、敵が侵入したという情報を司令塔のヘルパーT細胞に伝えます。

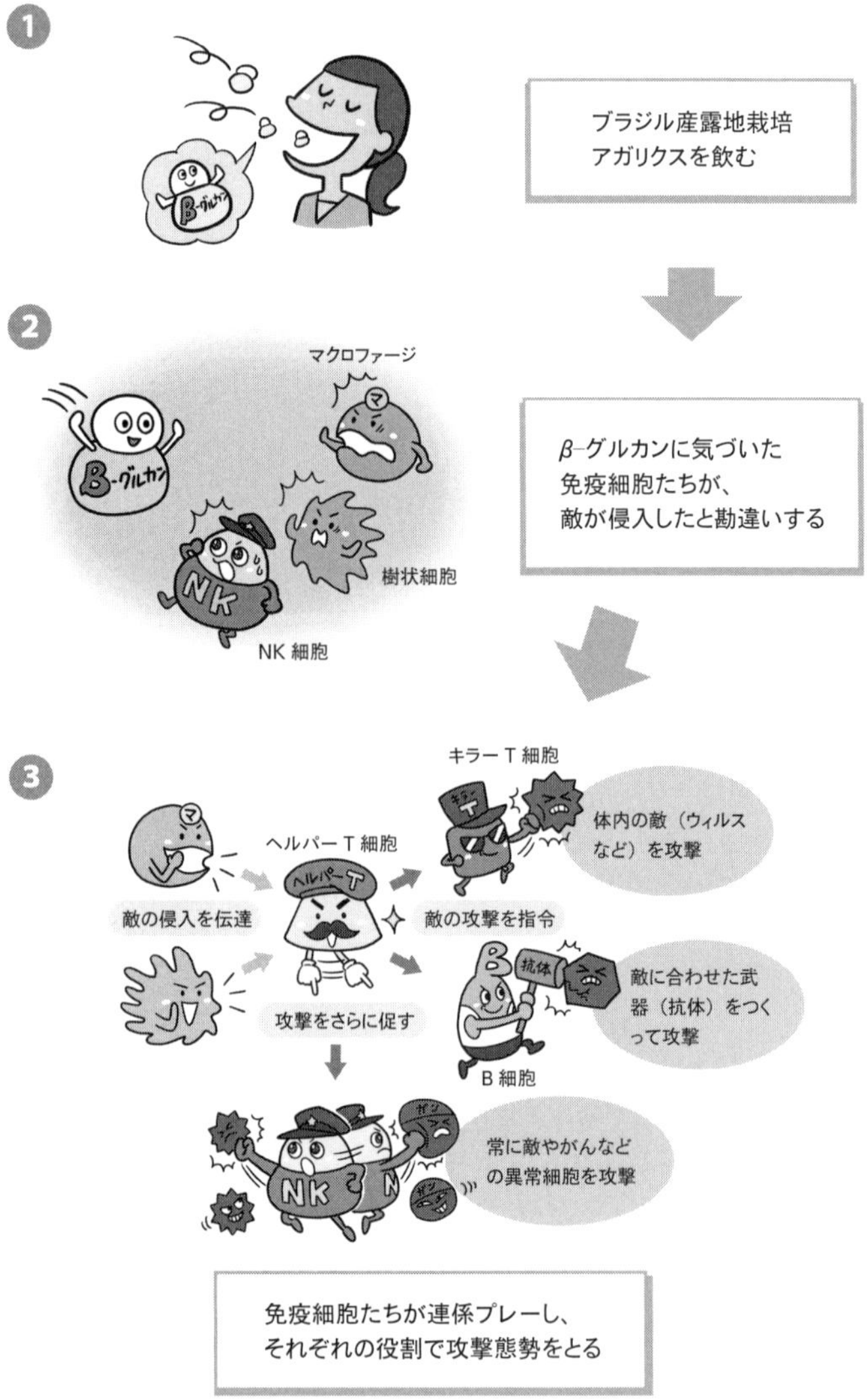

（＊）巻末に掲載した「参考文献一覧」の第３章の裏付け論文参照。

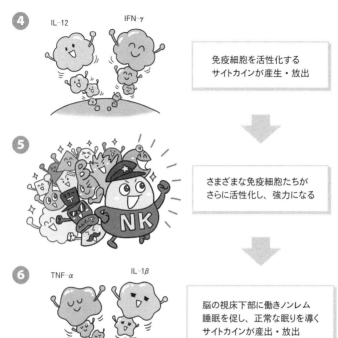

4

免疫細胞を活性化する
サイトカインが産生・放出

5

さまざまな免疫細胞たちが
さらに活性化し、強力になる

6

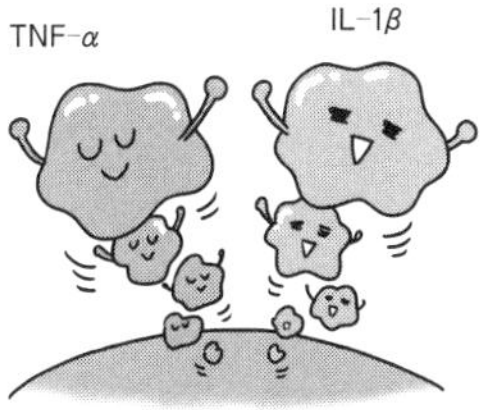

脳の視床下部に働きノンレム
睡眠を促し、正常な眠りを導く
サイトカインが産出・放出

7

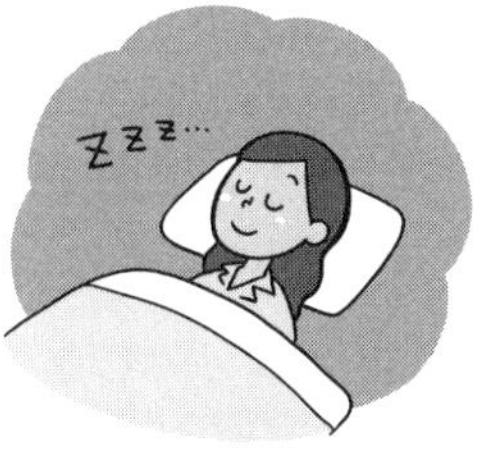

睡眠の質が高まるとともに、
睡眠不足による疲労感などの
症状が軽減

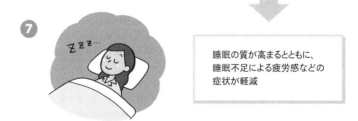

**神経・免疫・内分泌がこのように密接に
つながりあっているのです。**

その情報をもとに、司令塔ヘルパーT細胞は、キラーT細胞や、B細胞などの免疫細胞に攻撃命令を発します。B細胞は、敵に合わせた武器（抗体）をつくって攻撃します。また、常に全身をパトロールしているNK細胞もβ－グルカンによって活性化され、ガンなどの異常細胞をいち早く攻撃します。

このように、各種免疫細胞は連携プレーをして、それぞれの役割のもと、攻撃態勢をとるのです。さながら、統率のとれた軍隊のようです。

❹さらに、免疫細胞を活性化するIL－12、IFN－γなどのサイトカイン[6]も産生され、放出されます。

❺すると、さまざまな免疫細胞がますます活性化し、強力になります。

❻また、脳の視床下部に働きかけ、ノンレム睡眠を促し、正常な眠りを導くTNF－αやIL－1Bなどのサイトカインがつくられて放出されます。

❼ノンレム睡眠とは、就寝後すぐに訪れる深い睡眠のことで、脳や肉体の疲労回復のために重要と考えられています（一五一ページ参照）。このため、睡眠の質が高まり、睡眠不足による疲労感などの症状が軽減されると考えられています。

以上のように、露地栽培アガリクスのβ-グルカンを飲むと、免疫細胞が活性化するだけでなく睡眠の質も向上します。このように神経・免疫・内分泌は密接につながりあっていることを忘れないでください。ちなみに、ここで言う内分泌とは、サイトカインなどを内分泌腺から血液中に放出することを言います。つまり、遠く離れた場所にある細胞に作用することが可能だということです。

露地栽培アガリクスは抗酸化力だけでなく免疫力も活性化

露地栽培アガリクスは、抗酸化力だけでなく免疫機能においても免疫力を活性化させることが明らかとなりました。要するに、免疫分野においても「美と若さ」を取り戻す武器として有力であるということです。

しかし、今日までの長い研究のなかで、もう一つ非常に気になることがあります。それはストレスです。

（6）主に免疫系細胞から分泌されるタンパク質で、細胞間の情報伝達を担います。免疫系のホルモンと言えます。

ストレスもアンチエイジングの敵――人生の落とし穴

二〇年ほど前のことです。親しくしている得意先の部長が、当時「富士の鬼の特訓」と言われていた管理者養成研修に一週間参加したのです。研修が終わったら会うという約束をしていましたので、得意先に研修の終了日を確認したところ、「研修が延長になっている」という返事でした。参加メンバーのうち、その部長ともう一人が二日間延長になったと言います。

その後、一〇日ぶりに得意先の玄関で部長に会いしました。そして、その変貌ぶりに言葉を失ってしまいました。元々薄毛の人ではありましたが、なんと、頭髪がなくなっていたのです。目のやり場に困り、目線を不安定に泳がせ、なんとか「大変お疲れさまでした」と言うのがやっとでした。今でも、そのときの状況が脳裏に焼き付いています。

鬼の特訓、その強烈なストレスで髪が抜け落ちたようです。研修延長となった二人は、終了後の帰宅途中、「居酒屋で泣きながらビールを飲み交わした」と言っていました。「お互い、よく頑張ったなぁ！」と、健闘を称えあったということです。

かつては、このような研修がさまざまなところで開催されていました。現在でもあるのでしょうか？　もしあったとしても、若返りを目指すみなさんは参加しないほうがよいでしょうう。もちろん、私だったら絶対に行きません！　せっかく元に戻った髪がまたなくなるかと思うと……考えるだけでも老け込んでしまいます。

みなさんの周りにも、ストレスによるダメージで一気に髪が白髪になる、風貌まで変わる、といった事例はありませんか。強烈なストレスは、間違いなくアンチエイジングの大敵なのです。

「現代社会はストレス社会である」とよく言われています。このストレスは、さまざまな病気の引き金にもなっています。日本では「ストレスは万病のもと」、アメリカの医療統計では「病気の約九割はストレスが原因」だと言われています。順調に歩んできた人生でも、大きなストレスという「落とし穴」にはまってしまう場合があるのです。

ストレスを和らげるGABAを含む露地栽培アガリクス

それでは、本章で紹介してきた露地栽培アガリクスは、そのストレスに対してどのように働くのでしょうか。まずは、ストレスと関連すると言われ、近年注目を浴びているGABAが含まれているのかどうかについて調べてみました。

GABAとは、私たちの体内にも存在する天然のアミノ酸の一種で、正式には「γ－アミノ酪酸（Gamma Amino Butyric Acid）」と言います。一般的には、英語表記の頭文字を取った「GABA」という略称で知られています。

GABAは体内で神経伝達物質として働き、ストレスを和らげて脳の興奮を鎮める効果があるほか、体をリラックスさせる働きがあるため、安眠や血圧低下に役立つことが確認されています。

GABAは睡眠中に体内で合成されますが、睡眠時間が短かったり、睡眠サイクルの乱れやストレスが理由で熟睡できなかったりすると、体内での合成量が少なくなって不足しがちとなります。

このような性質をもつGABAですが、実

図3-8　100g当たりのGABA（γ－アミノ酪酸）比較（単位mg）

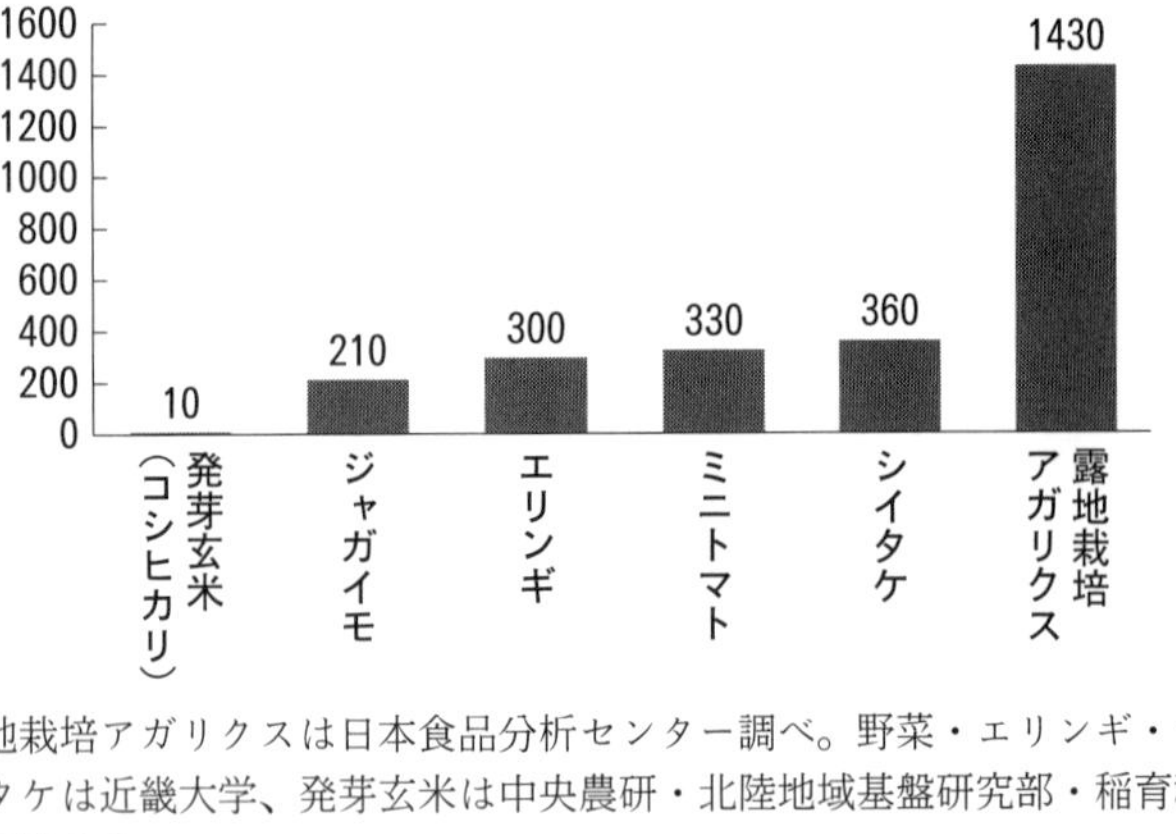

露地栽培アガリクスは日本食品分析センター調べ。野菜・エリンギ・シイタケは近畿大学、発芽玄米は中央農研・北陸地域基盤研究部・稲育種研究室より。

は体内で増やすことができるのです。そのためには、ビタミンB6を含む食品を食べることが必須となります。ビタミンB6は、体内でのGABAの合成をサポートするのです。

GABAの含有量をほかの食材と比較しました。図3-8に示したように、ほかの食材に比べて露地栽培アガリクスには多く含まれています。当然、ストレスを和らげて脳の興奮を鎮める効果と、体をリラックスさせる働きが期待できるということを表しています。

自律神経の調整作用

さらに、露地栽培アガリクスが精神面の自律神経に及ぼす研究を、東京大学の「食の安全研究センター」と「未病医学研究センター」（五九ページ参照）との共同で行いました。自律神経は、交感神経（活動する神経）と副交感神経（休む神経）が必要に応じて切り替わることで健全に機能します。自律神経が機能しないと、ストレスをうまく処理することはできません。

ストレスは交感神経の過緊張を招き、血行不良や免疫力の低下、低体温などといったさまざまな全身症状をつくりだし、ガンなどの要因ともなります。このストレスを軽減するための自律神経の調整作用の有無は、体が健全に機能するか否かの大切なポイントとなります。

図 3-9　心拍数の変化

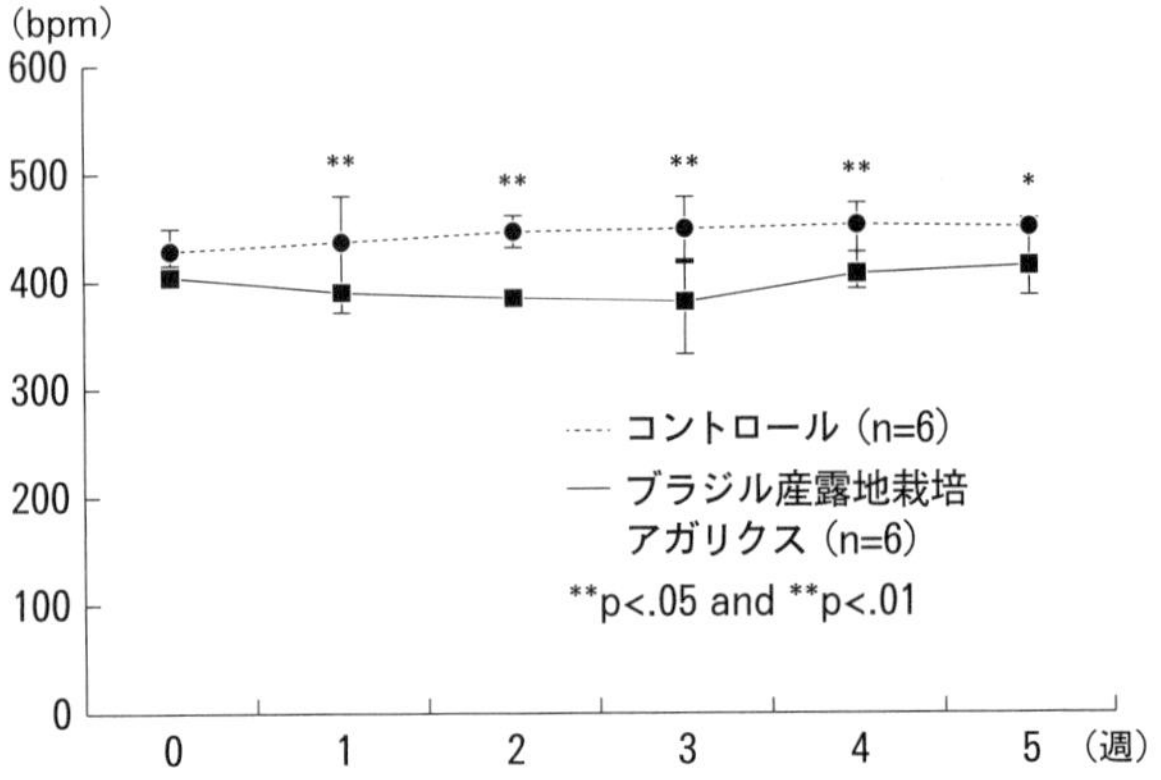

図 3-10　平均血圧の変化

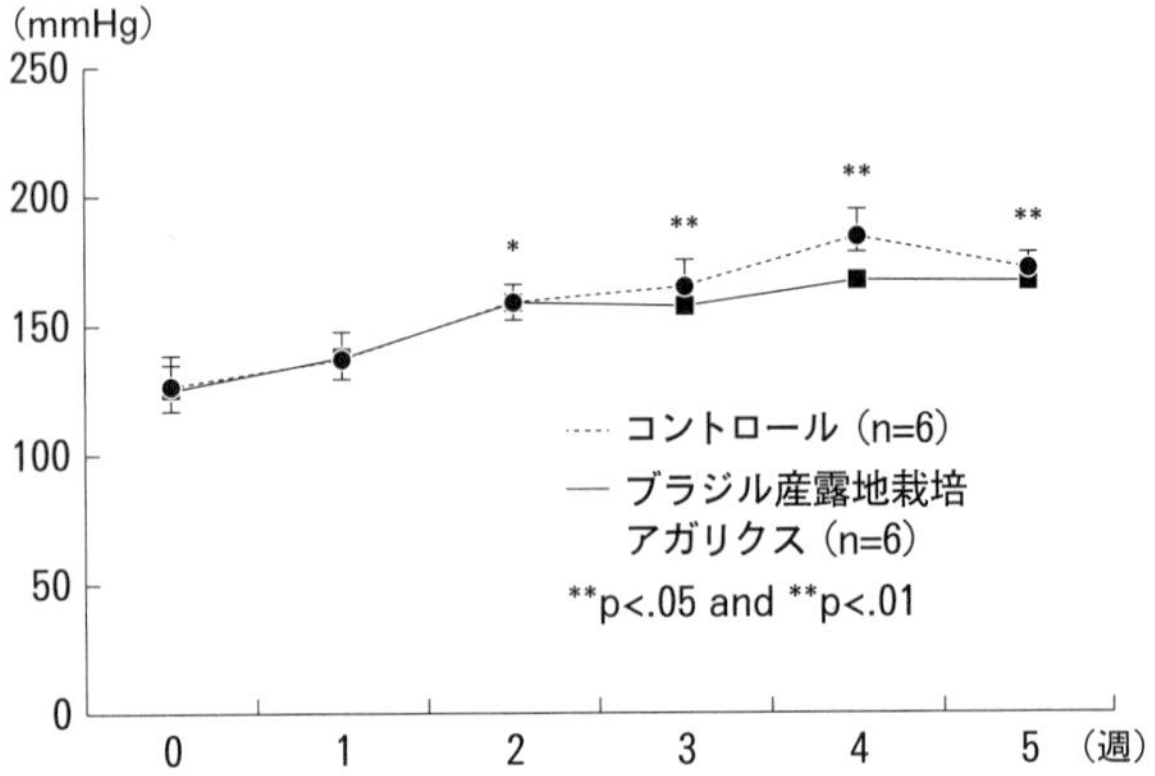

Agaricus brasiliensis KA21 Improves Circulatory Functions in Spontaneously Hypertensive Rats. *Journal of Medicinal Food, 17* *(3) 295–301 (2014)*

研究では、自律神経のバランスが乱れている高血圧ラットに露地栽培アガリクス入りの餌を与え、五週間後に血圧や心拍数などを測定しました。研究に使われた高血圧自然発症ラットは、先天的に交感神経の活動のほうが高まりすぎて高血圧症が進行し、心拍数も高くなるというラットです。

平均血圧について言いますと、露地栽培アガリクスの摂取群は、三週目よりアガリクスを摂取していない群に比べて低位を示しました。また、心拍数については、アガリクスを飲んでいない対象群は増加傾向を示し、露地栽培アガリクス群は継続して低値を示しました。

それにしても、高血圧症ラットが一分間に四五〇回も心拍数があることに驚きます。人間に比べると、すごい早さであることが分かります。それが、露地栽培アガリクスの投与によって血圧も心拍数も抑制されたということは、露地栽培アガリクスが交感神経の活動を抑え、自律神経のバランス化においてよい影響を与えたということになります。

「美と若さ」を取り戻す武器になる！

本章の冒頭において、みなさんに「美と若さを取り戻す武器を手に入れましょう！」と訴えました。妻の胃ガンが二週間という短期間に消えたことがきっかけとなって奇跡的に出合った露地栽培アガリクスは、研究すればするほど驚異的な内容であることが明らかになってきました。その魅力にすっかり惚れ込んでしまった私は、このキノコに人生を賭けることにしました。その結果、私自身も若さを取り戻すことができたわけです。

また、先に紹介した日本を代表する大学や研究機関も露地栽培アガリクスの神秘性や魅力に引き寄せられるように集まり、今日も研究が続けられています。このような環境は、前述したように異例中の異例だと言えます。

これらの大学や研究機関から生み出された成果から、露地栽培アガリクスは以下のように評価することができます。

❶ 抗酸化能力が高いため、老化を防ぐ力が強い。

❷ 神経・内分泌・免疫機能と密接につながっており、免疫力をアップさせるだけでなく、睡眠の質も高める。

❸ ストレスを和らげるGABAを含むほか、自律神経の調整作用があるためにストレスが軽減される。

このような効能の結果、「美と若さ」を取り戻す武器として多いに期待できると考えてもよいでしょう。とはいえ、やりたい放題の不摂生は控え、規則正しい生活習慣が望まれます。そうでないと、せっかくの努力も報われることはないでしょう。

一九九六年からスタートした露地栽培アガリクスの研究成果は、明確化するために日本の特許生物寄託センターに「キング・アガリクス21＝KA21」として菌株を登録し、二〇二〇年までに国際論文の発表は三一本に上りました。また、ガンとの関連研究などに関しては本書のテーマとは外れますので割愛しましたが、この研究に興味のある方は拙著『薬学博士が教える　医師と薬に頼らない　がん医療』（大学教育出版、二〇二一年）をお読みください。

本章では、露地栽培アガリクスについての研究状況をありのままにお伝えしましたが、決して「オンリーワン」などと言うつもりはありません。探せば、ほかの素材でも素晴らしいものがあるでしょう。そ

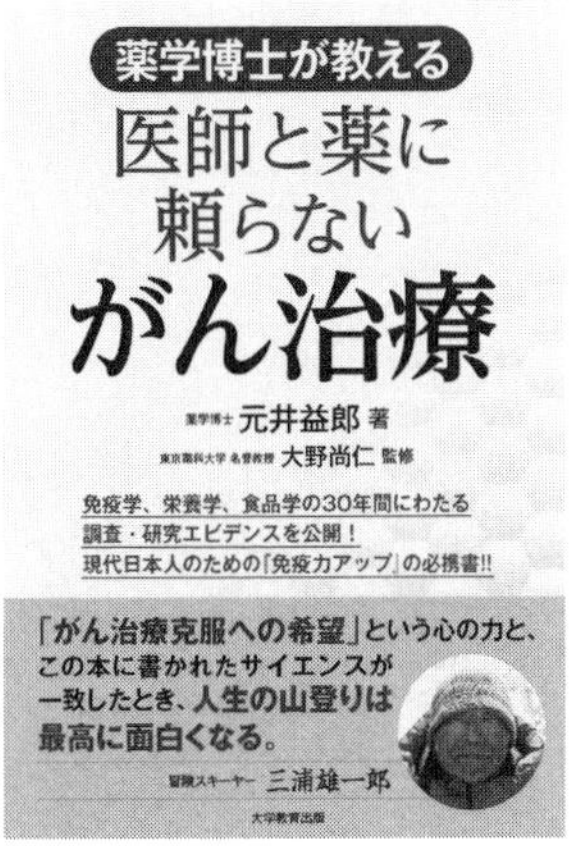

れらの素材との出合いも、みなさんに「トキメク未来」を届けることになるはずです。とはいえ、効能表示だけで判断することは避けてください。何事においても必要なことは、「確認」という作業です。

何歳になっても、「学ぶ」という行為は楽しいものです。それを忘れずに!

第4章

人は見た目が九割!?　見た目の若さを取り戻そう！

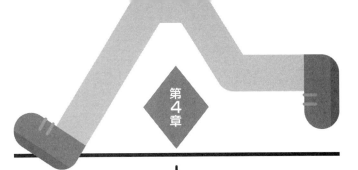

男性は美人に、女性は二枚目に一目惚れする

劇作家、演出家、評論家として活躍しているほか、「さいふうめい」というペンネームでマンガの原作者としても有名な竹内一郎氏が著した『人は見た目が9割』（新潮社、二〇〇五年）という本があります。そのなかで竹内氏は、次のように言っています。

男性は美人に、女性は二枚目に一目惚れする。相手の性格やその他の要素は一切関係しない恋も存在する（一〇ページ）

簡単に言えば、「外見の威力」はそれほどまでに凄いということです。

改めて考えるまでもなく、外見の力、見た目の印象にはかなり強いものがあります。少し掘り下げて、外見に影響を与える要素にどのようなものがあるのかについて考えてみたいと思います。

女性も男性も見た目年齢の決め手となるのは「肌や表情」、いや「肌よりも髪で若さが決

まる！」、「立ち姿や立ち居振る舞いも大事！」などと、多くの要素が挙がってくることでしょう。本章では、それらも含めて、みなさんの目指す自称年齢における「見た目の若さ」を取り戻す方法について紹介していきます。

何を食べるか、が大事！

結論から述べますと、それには「何を食べるか？」、「何をするか？」が重要なポイントになります。

「私たちの体の中には、私たちが食べたもの以外のものからつくられるものは何一つ存在しない」

この言葉は、ビタミンのパントテン酸を発見し、葉酸の名付け親としても知られているロジャー・ウィリアムス博士（Roger J. Williams, 1893〜1988）の言葉です。

ウィリアムス博士の本がないかと探したところ、日本体育大学の図書館に『The Wonderful world Within You（あなたのなかにある素晴らしい世界）[1]』という本があることが分かりました。すぐに借りに行き、熟読しました。やはり、栄養学の大切さと体を形成する栄養素がいかに大切かについて訴えていました。言ってみれば、これが私たちの体を構成する原理原則なのです。

また、ノーベル化学賞（一九五四年）とノーベル平和賞（一九六二年）を受賞した天才科学者ライナス・ポーリング博士（Linus Carl Pauling, 1901〜1994）も、健康と栄養について「ほとんどの病気は突き詰めれば、原因は栄養不足にある」、そして「未来の薬とは、理想的な栄養である」と栄養の大切さを訴えていました[2]。

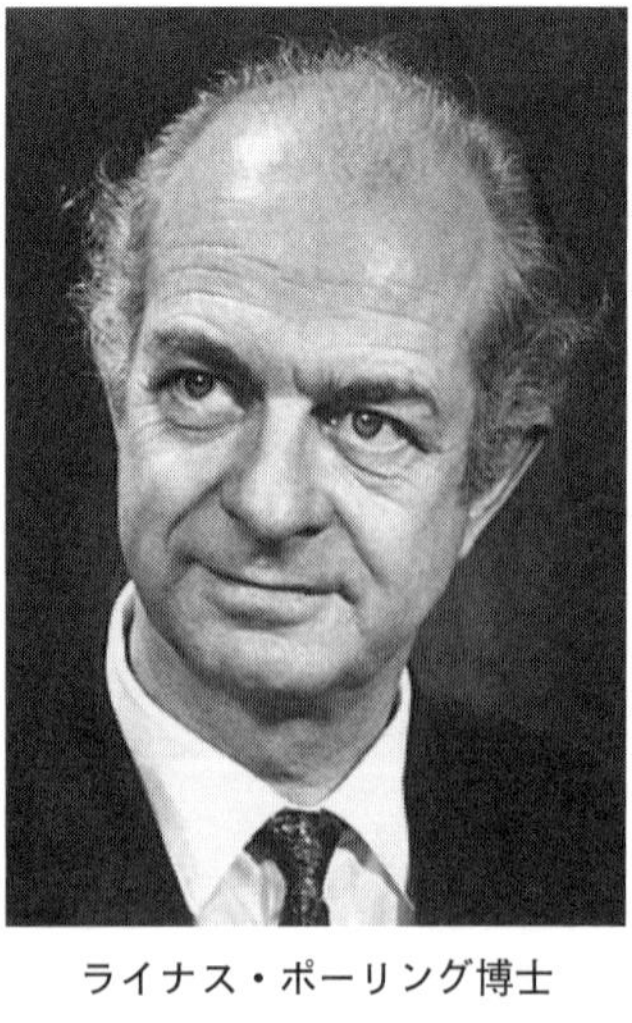

ライナス・ポーリング博士

少し余談になりますが、日本の医療を担う医師や薬剤師は、大学に本格的な栄養学のカリキュラムがないため、栄養学について勉強していません（ⅲページ参照）。それが影響しているのか、読者のみなさんが栄養不足や疲れで病院などに行っても、栄養に関する指導をされることはあまりないでしょう。

たとえば、少し体調が悪くてクリニックで検診を受けたとき、「とくに原因は分かりませんでしたが、とりあえずお薬を出しておきました」と言われることが多いのではないでしょうか。それに対して、ほとんどの人が、何の疑問も感じることなく「ありがとうございます」と答えるというのが一般的な会話になっているはずです。

逆に、薬を処方されない場合は、「あのヤブ医者は薬も出してくれない！」と立腹されるかもしれません。

このような会話になってしまうのは、多くの医師が栄養学の知識に乏しいからです。また、栄養指導をしたとしても保険の点数にならないということも理由として挙げられます。要するに、医師側の収入にならないということです。

長年にわたって薬について勉強してきた私からすれば、原因がはっきりしていないのに薬を出されることに疑問を感じてしまいます。このような場合は、「今日はお疲れのようですから、免疫系を上げる栄養価の高いものを摂って、しっかりお休みください。そして、少し

(1)　内容を読むことに専念してしまい、書誌データをメモするのを忘れました。

(2)　アンソニー・セラフィニ／加藤郁之進監訳『ライナス　ポーリング――その実像と業績』宝酒造、一九九四年参照。ノートに記録していた言葉なので、完全な引用ではありません。

様子を見ましょう」が、正しい医師の回答になるのではないでしょうか。

医療制度を抜本的に変え、日本において医療のトップを担っている医師にも栄養学を勉強していただき、すぐさま服薬指導をするのではなく、まずは栄養指導をしていただくようにお願いしたいです。もちろん、栄養指導にも保険の点数が適用されるようになったら、過度な「薬漬け医療」から抜け出すことができますし、みなさんだけでなく、日本の医療にとってもより良い医療システムになると思います。

これこそが、厚生労働省の素晴らしい標語「**1に運動、2に食事、しっかり禁煙、最後にクスリ**」を進めることにつながります。

栄養学を知ることが命と美の根源につながる

実は、医師や薬剤師などが栄養学を知らない状態は「マズイ」と気付いた国の機関があります。「国立健康・栄養研究所[3]」です。そのホームページには、以下のように説明されています。

当研究所は、大正九年（一九二〇年）に内務省の栄養研究所として誕生しました。その後平成一三年より「独立行政法人国立健康・栄養研究所」となり、平成二七年四月には医薬基盤研究所と統合し現在「国立研究開発法人医薬基盤・健康・栄養研究所　国立健康・栄養研究所」となっています。国民の健康の保持・増進及び栄養・食生活に関する調査・研究を行うことにより、公衆衛生の向上及び増進を図る公的機関としての役割を与えられています。

私たちは国立研究開発法人としての責

（3）　〒162-8636　東京都新宿区戸山1-23-1　TEL：03-3203-5721

図4-1　素晴らしい厚労省の標語

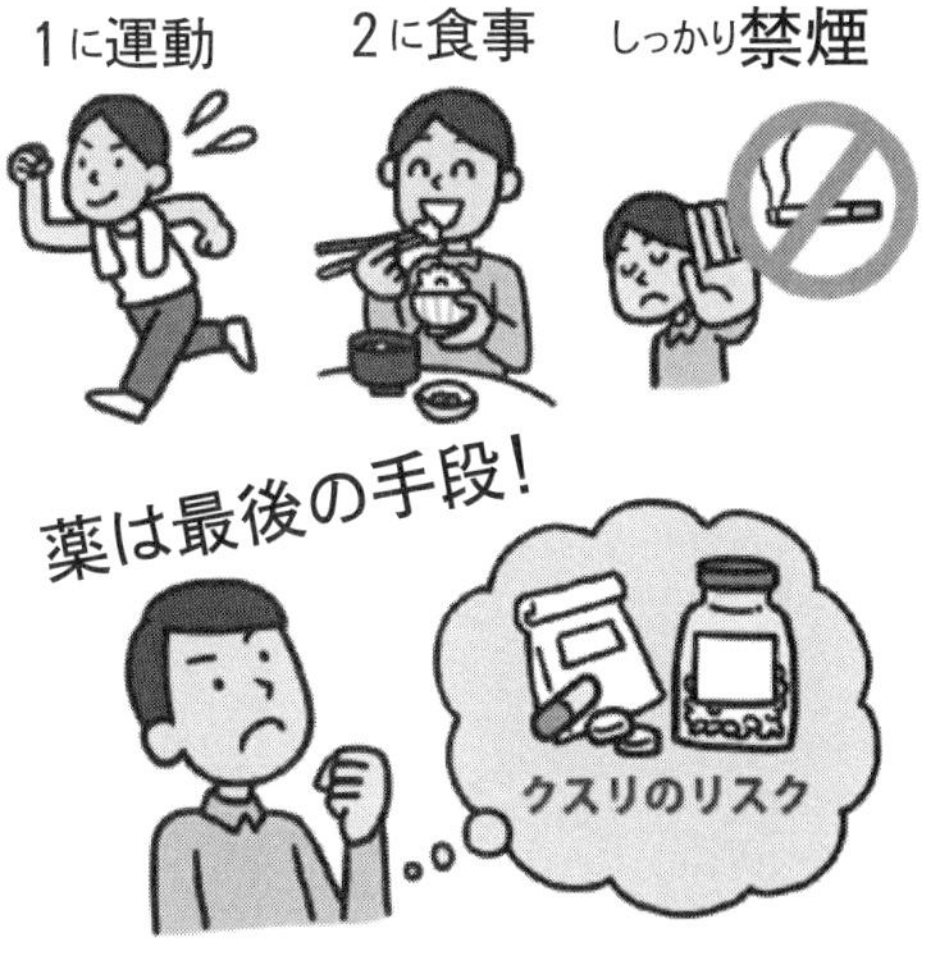
1に運動
2に食事
しっかり禁煙
薬は最後の手段!
クスリのリスク

――務を全うし、国民の皆様の期待に応えることができるよう、研究業務に専心すべく職員一丸となり努力をしております。（漢数字に変更）

二〇〇二（平成一四）年一二月、この機関は医師、薬剤師、管理栄養士などに一年間の栄養学の通信教育を施し、その後に試験を行って、合格者に対して栄養情報担当者「NR（Nutritional Representative）」として認定する制度をスタートさせました。その合格率はかなり低く、二十数パーセントのときもありました。高いレベルの知識が要求されたということです。受験した医師や薬剤師からは、「自分たちの足りない知識を補うもの」として非常に高い評価を受けていました。

しかし、民主党政権のときに「事業仕分け（行政刷新会議）」（二〇一〇年度）にあい、現在は民間の認定制度となっています。非常に残念なことです。

薬剤師である私が栄養学の必要性を話すのも、このNR制度で栄養学を勉強し、認定を受けたこととも関連しています。私の健康維持と日常生活においては、薬学の知識よりも栄養学の知識のほうが貢献していると言えます。栄養学を知ることが、「命」と「美」の根源につながることは間違いありません。

栄養学を勉強しよう――五大栄養素

それでは、「見た目の若さ」を取り戻すというテーマの前に、基礎となる栄養学の話をしておきましょう。少しでもその全体像を知っていただき、そのなかから意識して摂取する栄養素を自分で考えてください。

通常、私たちは何気なく食事をしていますが、栄養素はその働きによって、三大栄養素である「炭水化物」、「脂質」、「たんぱく質」の三つに分けられます。

炭水化物――炭水化物は、さらに糖質と食物繊維に分けられます。ブドウ糖に分解され、主にエネルギー源となります。コメ、めん類、イモ、果物、菓子類、砂糖などに多く含まれています。

脂質――脂肪酸に分解され、主にエネルギー源として使われます。油、バター、ラードなど、「油」に多く含まれています。ご存じのように、脂質を多くとりすぎるとカロリーオーバーになりやすくなります。

たんぱく質――主に筋肉や臓器、血液をつくる材料になります。肉、魚、大豆、大豆製品、卵などに含まれており、体のいろんな部分はこのたんぱく質でできています。

これに「ビタミン」と「ミネラル（無機質）」を加えたものを「五大栄養素」と言います。

五大栄養素は、互いに関係、協力しあって、体を強くする働きをします。ビタミンやミネラルが不足すると、発育や成長が遅れたり、円滑な活動ができなくなります。この五つの栄養素は生きていくうえにおいて必ず必要とされているものですから、元気で活発な活動をするためには五大栄養素をバランスよく摂ることが必須となります。

バランスのよい食生活のための栄養表示基準

欠乏しがちな栄養素を補い、過剰になりがちな栄養素を抑え、バランスのとれた食生活を支援するために、健康増進法に基づいて「二〇〇三年栄養表示基準」ができました。また、欠乏しがちな栄養成分について、栄養表示制度で基準値を超えた場合は、「たっぷり」、「豊富に含まれる」など「高い旨」の強調表示ができるたんぱく質や食物繊維など、二一項目の栄養素が決められています。

「神のキノコ（ブラジル露地栽培アガリクス）」を例に挙げて、具体的に説明していきましょう。

八九ページの**表4-1**をご覧ください。一番右の「高い旨の表示」欄に数字の記載のある栄養素が欠乏しがちな栄養成分二一項目で、その項目の数字を上回れば「たっぷり」など「高い旨」の強調表示が可能となっています。その隣にある「含有量欄」は、ブラジル露地栽培アガリクスに含まれている栄養素における乾燥一〇〇グラム中の含有量です。また、「＊」印のついている項目は、ブラジル露地栽培アガリクスが基準値を上回っており、強調表示が可能な栄養素であることを示しています。なんと、一五項目もあるのです。

なぜ、このように多種多様な栄養素を豊富に含んでいるのでしょうか。それは、常に新しく開墾された土地を使い（広い土地を有するブラジルだからこそ可能）、強烈な太陽光を浴びる露地栽培にあると推察します（四二ページの写真参照）。

次は一五項目の栄養素が、強調表示可能な高い旨の数値を「1」として、どれくらいの倍量で上回っているのかを見てみましょう。九〇ページの**図4-2**を見てください。とくに、亜鉛、銅、ビタミンB2、ナイアシン、パントテン酸、ビオチン、ビタミンDが基準値を多く超えていることが分かります。そのなかで亜鉛、銅、鉄は、強調表示項目に含まれないセレンとともに、欠損すると免疫機能不全を起こすミネラルと言われています。

肌や粘膜の健康維持に深くかかわり、「美容のビタミン」と言われるビタミンB2が基準値を一六倍も上回っているほか、今話題のビタミンDも基準値の約三七倍含まれています。

総クロム		糖・脂質の代謝やインスリンの働きを強化	0		
ビタミンA（総カロチン）		皮膚や粘膜を保護、免疫機能を維持	0		231.00 μg
ビタミンB群	ビタミンB1（サイアミン）	消化機能と神経の働きを助ける	0.94 mg	＊	0.36 mg
	ビタミンB2（リボフラビン）	発育促進、過酸化脂質の害を予防	3.20 mg	＊	0.42 mg
	ビタミンB6	タンパク質をつくるビタミン	0.75 mg	＊	0.39 mg
	ビタミンB12	葉酸と働きあって赤血球を作り出す	0.18 μg		0.72 μg
	ナイアシン	皮膚と精神のビタミン、二日酔い予防、血行改善	43.2 mg	＊	3.90 mg
	パントテン酸	抗ストレス、副腎の働きを助ける	23.5 mg	＊	1.44 mg
	葉酸	赤血球や細胞の新生を促進、貧血予防	290 μg	＊	72.00 μg
	ビオチン	髪や皮膚の健康を保ち健康な肌を作る	169 μg	＊	15.00 μg
総ビタミンC（総アスコルビン酸）		活性酸素を低下、免疫機能強化	0		30.00 mg
ビタミンD		カルシウムの働きを助け、骨や歯をつくる	60.6 μg	＊	1.65 μg
ビタミンE（総トコフェロール）		活性酸素を低下、免疫機能強化	0		1.89 mg
ビタミンK1（フィロキノン）		出血時に血液を凝固、骨を強化	0		45.00 μg

日本食品分析センター調べ。

■表 4-1 ブラジル露地栽培アガリクスの栄養成分分析（乾燥 100 g 中）■

	栄養素の働き	含有量		高い旨の表示
エネルギー		179 kcal		
たんぱく質	生命の源をつくる	38.1 g	＊	16.20 g
脂質	活力を養う	2.8 g		
糖質	燃料の働きをする	25.8 g		
食物繊維	整腸作用、便通促進、動脈硬化の予防	19.3 g	＊	6.00 g
ナトリウム	血圧調整、他のミネラル溶解を促進	9.1 mg		
カルシウム	骨や歯を形成、神経の興奮を抑制	23.0 mg		204.00 mg
鉄	赤血球のヘモグロビンの主成分	11.2 mg	＊	2.04 mg
カリウム	血圧や心筋収縮などの調節、高血圧予防	2810 mg	＊	840.00 mg
リン	カルシウムと結合し、骨や歯の形成	1030 mg		
マグネシウム	酵素を活性化、循環器系の働きを助ける	97.9 mg	＊	96.00 mg
亜鉛	発育促進、味覚、臭覚を正常化	24.4 mg	＊	2.64 mg
銅	鉄の利用を助け貧血を予防	13.0 mg	＊	0.27 mg
マンガン	糖質、脂質の代謝促進、骨形成の維持	0.72 mg		
ヨウ素	甲状腺ホルモンの正常化に関与	0		
セレン	過酸化脂質を分解する抗酸化酵素	42 μg		

それでは逆に、二一項目のなかで高い旨の数値を下回る、または含まれない六項目の栄養素も見てみましょう。

図4-3のように、カルシウムとビタミンB12は基準値に届いておらず、ビタミンA、ビタミンC、ビタミンEという抗酸化ビタミンは露地栽培アガリクスには含まれていません。また、骨を強化するビタミンKも含まれていません。

このように、露地栽培アガリクスは抗酸化ビタミンを含みませんが、第3章で紹介したように、抗酸化の指標であるORAC値が高いなど、強力な抗酸化作用を有しています。

私の場合、基本的な食生活としては若返りを意識し、不足しがちな栄養素に焦点を当て、露地栽培アガリクス以外に二つのことに注意を払っています。それは、

図4-2　高い旨の「数値1」（黒の部分）に対して含む倍量

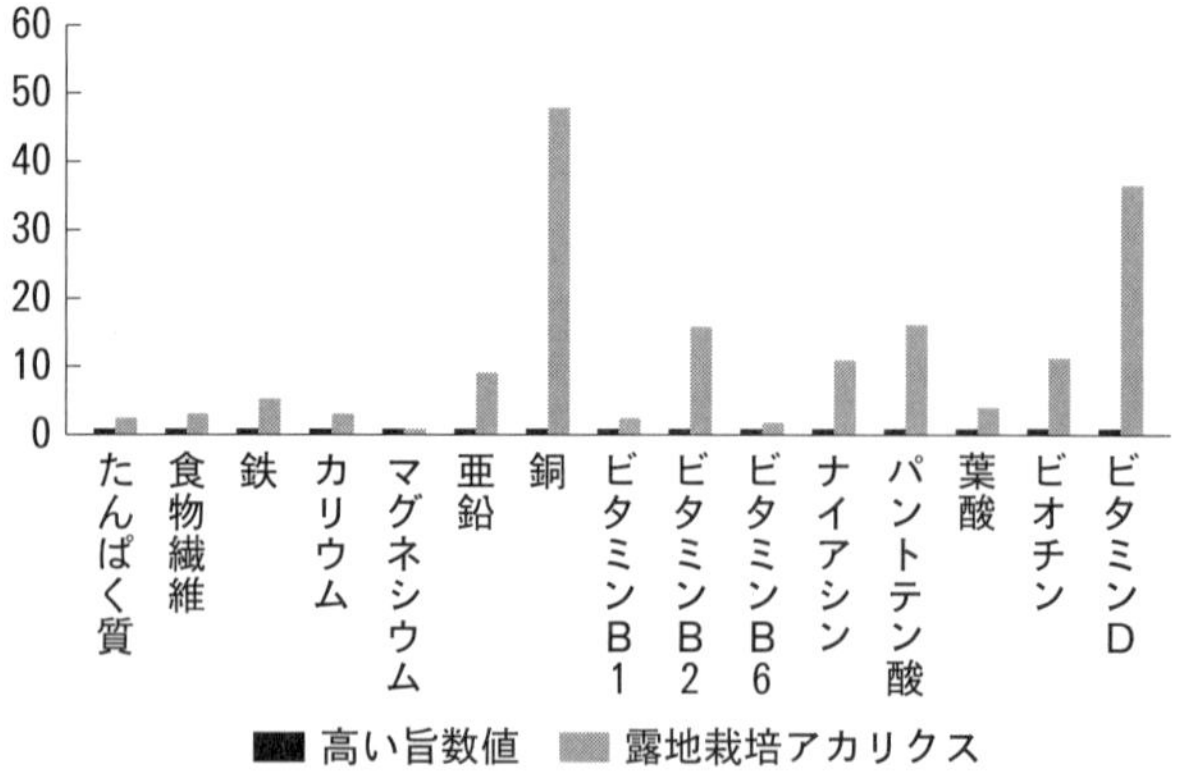

カルシウムの補充には乾燥小魚を食べ、ビタミンKの補充にはそれが豊富な抹茶や納豆を摂取しています。

また、薬学や栄養学の知識が多少あるお客様からサプリメントの処方設計を依頼されたときは、露地栽培アガリクスをベースに、同じくカルシウムとビタミンKの二つを加えるように説明し、不足しがちな栄養素に注意を払ってもらっています。

参考までに私の事例を紹介しましたが、みなさんも普段の食生活において、漠然と食べるのではなく、不足しがちな栄養素に焦点を当て、何を食べればいいのかということを意識すれば、日頃のパフォーマンスが変わってくるはずです。

図4-3　高い旨の数値に対する含有量

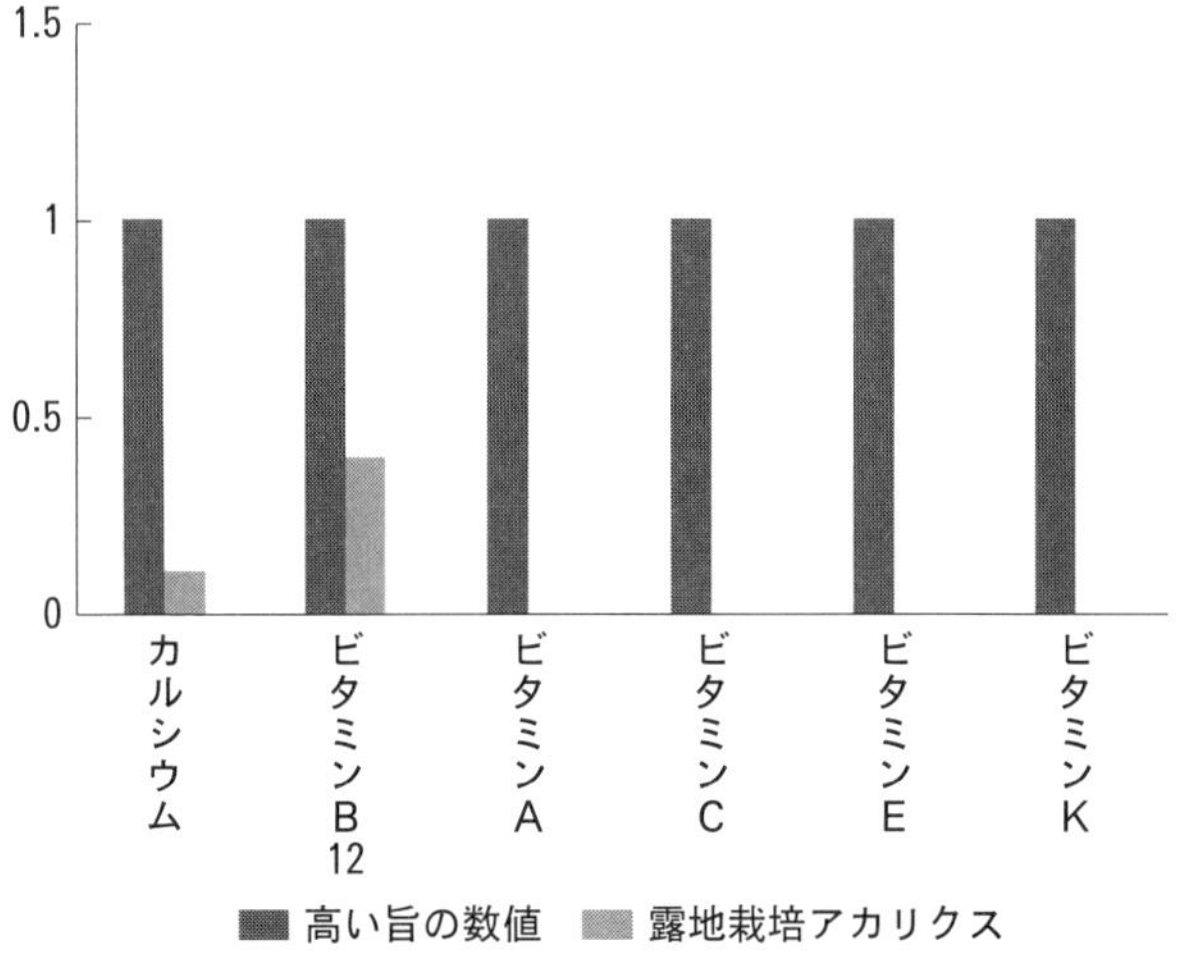

食材の栄養が落ちている

サプリメントの話をしましたが、「栄養は食品から摂るのが基本」という声をよく耳にします。本来なら、それが正しいと私も考えています。しかし、現在、食材の栄養価は著しく低下しているのです。

図4-4をご覧ください。ご覧のように、一九五〇年と二〇一七年の比較をしたものですが、軒並み栄養価が落ちていることが分かります。その理由として、農法が露地栽培からハウス栽培に変わった、あるいはカリウムやチッ素といった化学肥料を投入する農法のために土地の栄養価が落ちている、といった

図 4-4　野菜 100 g 当たりの栄養成分含有量
（単位 mg/100 g 中）

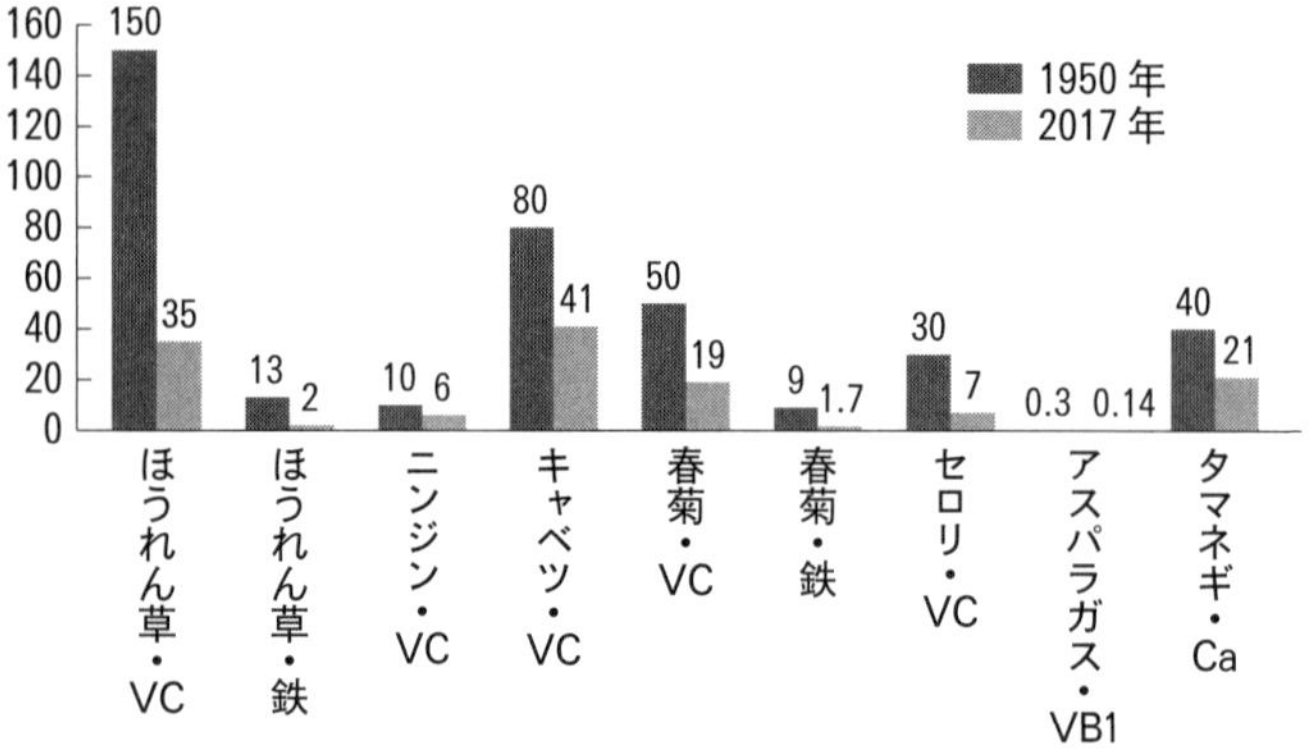

VC：ビタミン C、VB_1：ビタミン B_1、Ca：カルシウム
日本食品標準成分表より。

問題などが挙げられます。

さらに、日常の食生活においては便利な加工食品の使用がかなり増えています。加工した水煮食品などは、見た目はきれいで美味しそうなのですが、栄養価が加工の途中で抜け落ちてしまい、「驚くほどミネラル不足」となっています（小若順一、国光美佳『食事でかかる新型栄養失調』三五館、二〇一〇年参照）。

このような状況のため、とくに都会で生活をしている人は、不足しがちな栄養素をサプリメントでキッチリ補充することが、現在においては有効な対処方法であると言えます。

三六〇度、どこから見られてもスッピン美人（美男）になる

そろそろ、本題となる「見た目の若さを取り戻す法」に入りましょう。本書は、若さの決め手を「肌」とした場合、顔の肌によい栄養素を直接与えたり、見栄えをよくする方法を述べるものではありません。たとえば、ユリの花なら、根元に万遍なくしっかりと栄養素を与え、まずは根元から順次元気になってもらい、最終的に葉も花びらも輝き、全体的にきれいになってもらうというやり方です。

人間も同じです。本書で述べるのは、体の内側から元気になってもらい、三六〇度どこから見られても若々しく、きれいなスッピン美人（美男）を目指す方法となります。

すべてのアミノ酸の摂取が必須

内側からの「美」と「若さ」を手に入れるためには、先に説明したように、体を構成するたんぱく質の摂取が必要です。たんぱく質は、筋肉や臓器、肌、髪、爪、体内のホルモンや酵素、免疫物質などをつくっているからです。このたんぱく質は、アミノ酸が多数つながって構成されている高分子化合物です。しかし、アミノ酸には体内で合成することができない必須アミノ酸と非必須アミノ酸があります。これについても、ブラジル露地栽培アガリクスを例に挙げた説明をしましょう。

図4－5は、ブラジル露地栽培アガリクスに含まれるたんぱく質中のアミノ酸の含有量です。体内でつくりだすことができないため、食事から摂取しなければならない九種類の必須

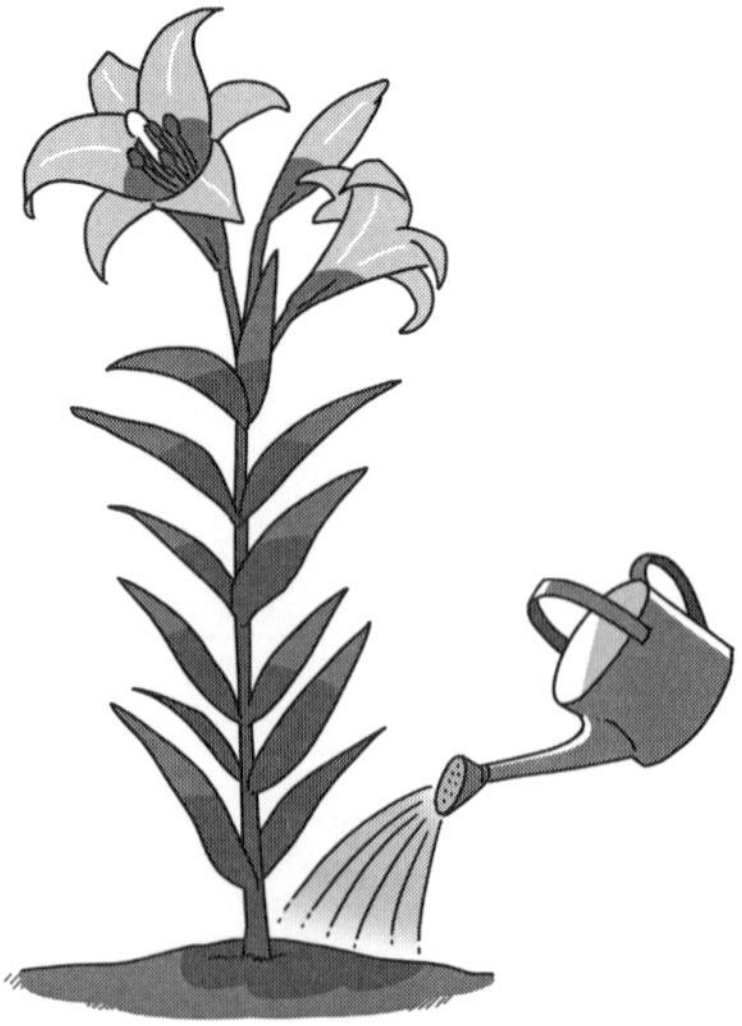

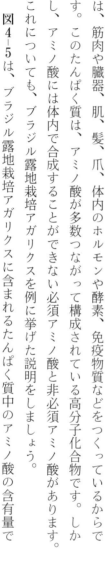

アミノ酸（リジン、ヒスチジン、フェニルアラニン、ロイシン、イソロイシン、メチオニン、バリン、スレオニン、トリプトファン）を含む、すべてのアミノ酸が含まれています。

必須アミノ酸は、それぞれに体をつくる働きがあり、一つでも不足してしまうと健康な体を維持することができなくなってしまいます。さらに、すべてのアミノ酸（一八種類）以外に、ストレスを軽減し、リラックス効果があるとされる「γ－アミノ酪酸（GABA）」も含まれています。

もし、ほかの食材を摂取する場合でも、アミノ酸がすべて含まれているかどうかが重要となりますので、チェックできるだけの知識を身につけるようにしてください。

図4–5　ブラジル露地栽培アガリクスに含まれるアミノ酸の含有量（乾燥100 g中）

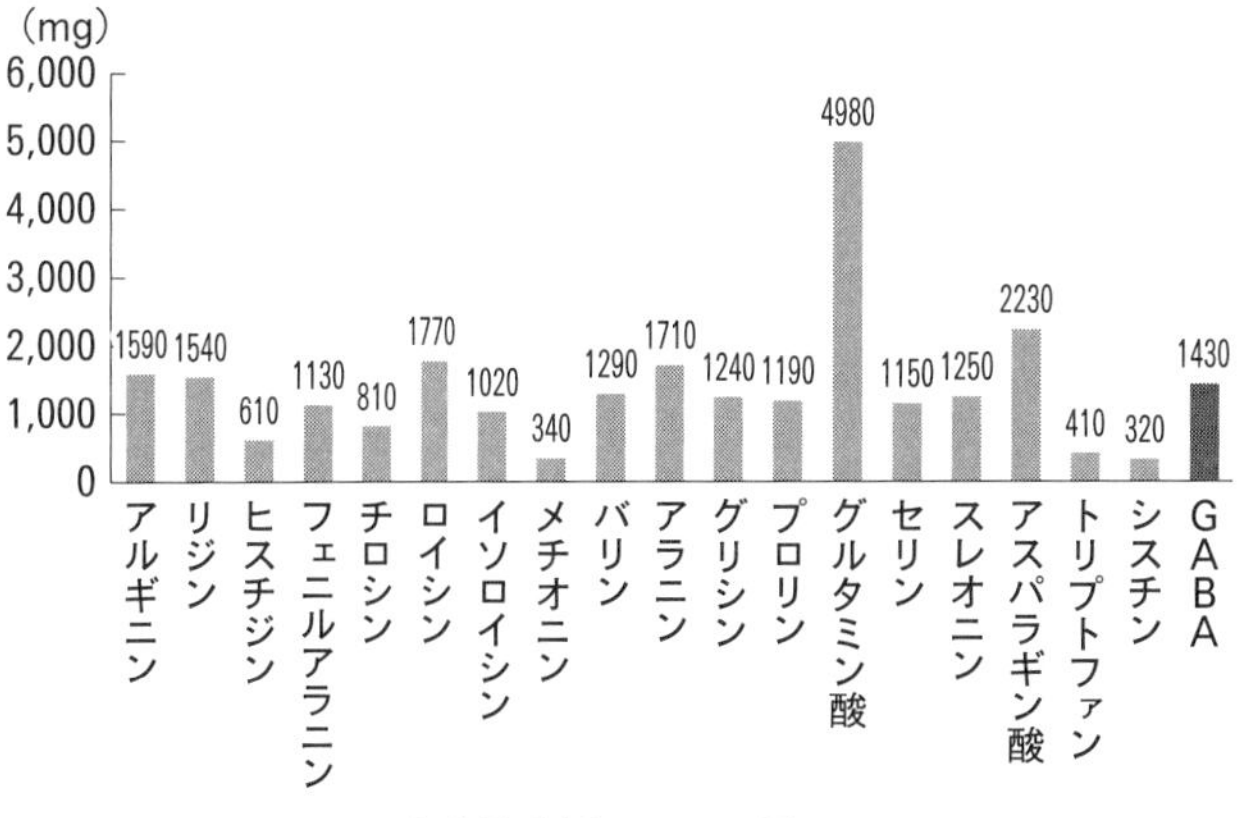

日本食品分析センター調べ。

不足しがちな栄養素も万遍なく補給

先に話した不足しがちな栄養素を含めて、必要な栄養素は万遍なく補給する必要があります。それには、やはりサプリメントの活用がもっとも有効的であると言えます。一つでも足りなくなれば、筋肉の合成やホルモン、血液、酵素、抗体など、体を防御するための機構や、生体内反応などに影響が出るという可能性が高くなります。

そのなかでも、とくに注意を払って補充してほしい栄養素が「食物繊維」です。昨今、炭水化物ダイエットが流行っているようですが、このダイエット法をやっている人はいませんか？　ひょっとしたら、便秘や顔の吹き出物はそれが原因かもしれません。

この食物繊維について、改めて説明しましょう。

食物繊維は、水に溶けにくい「不溶性食物繊維」と、水に溶けやすい「水溶性食物繊維」に大別することができます。不溶性食物繊維は、それ自体は固くて水に溶けにくいのですが、水分を吸って膨らみ、腸壁を刺激して排便を促します。一方、水溶性食物繊維は善玉である腸内細菌のエサになり、便を柔らかくするとともに滑りをよくしますので、こちらもスムーズな排便を促すことになります。

テレビの健康番組などでも、日本人の食物繊維不足が指摘されています。食物繊維は体内に吸収されませんが、今述べたように、大腸内の細菌により発酵・分解され、ビフィズス菌などの腸内細菌のエサになるため善玉菌が増え、腸内環境が改善されます。言うまでもなく、私たちの健康に重要な役割を果たしています。ところが、日本人の食物繊維不足は、**図4-6**で示すように非常に深刻な状態となっているのです。

日本人の食事摂取基準（二〇二〇年版）によると、食物繊維の目標摂取量は、一八~六四歳では一日当たり男性二一グラム以上、女性一八グラム以上とされています。ところが、日本人における食物繊維の摂取量はどの年代においても不足しています。とくに若い世代が深刻な状況となっており、国民健康・栄養調査（二〇一七年）によると、二〇代男性が一二・五グラム、女性が一一・五グラムと、目標値の六割程度しか摂取できていません。

なぜ、こんなにも摂取量が減ってしまったのでしょう

■図4-6　日本人の平均食物繊維摂取量の変化■

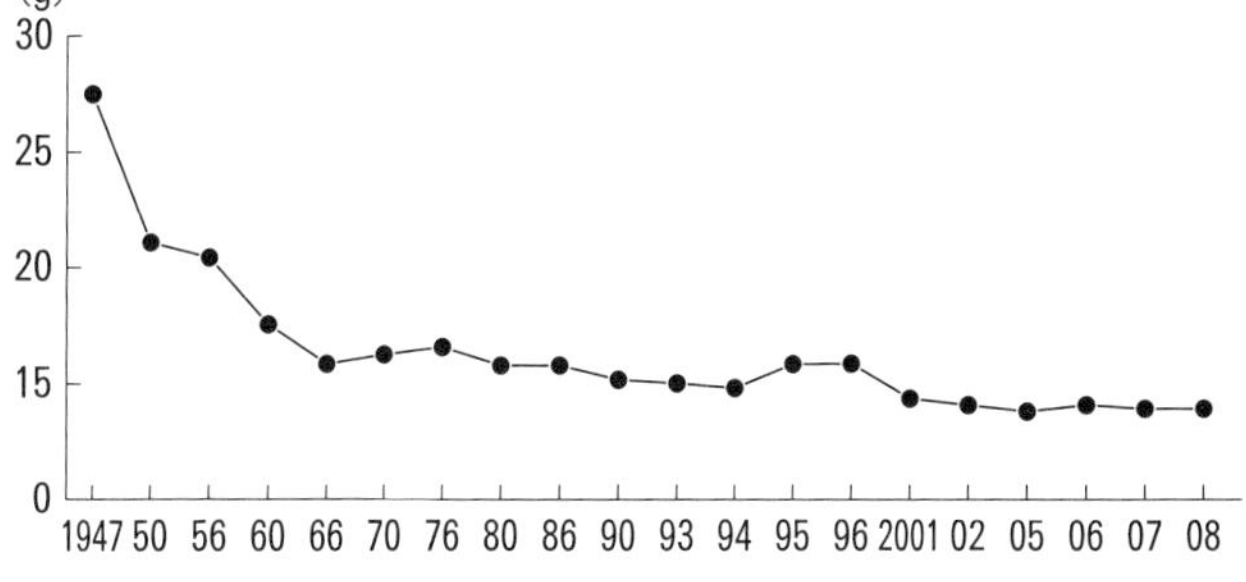

辻啓介ら：日本家政学会誌、45（12)、1079、1994年
国民栄養調査、国民健康・栄養調査より。

か。野菜の摂取不足もありますが、何といっても主食の摂取量が減っていることが主な原因と言えます。主食の炭水化物に食物繊維が含まれていることが忘れがちとなっているのです。

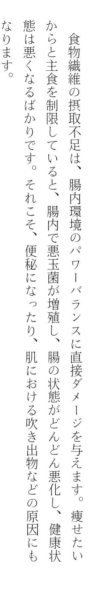

食物繊維の一番の供給源は、何といっても米、麦（パン）などの穀物です。しかし、最近は糖質制限がブームとなっているため、前述したように主食を摂らない炭水化物ダイエットなどを実践している人が多く、食物繊維摂取量がさらに減る傾向にあると言えます。

図4-7　炭水化物は糖質＋食物繊維

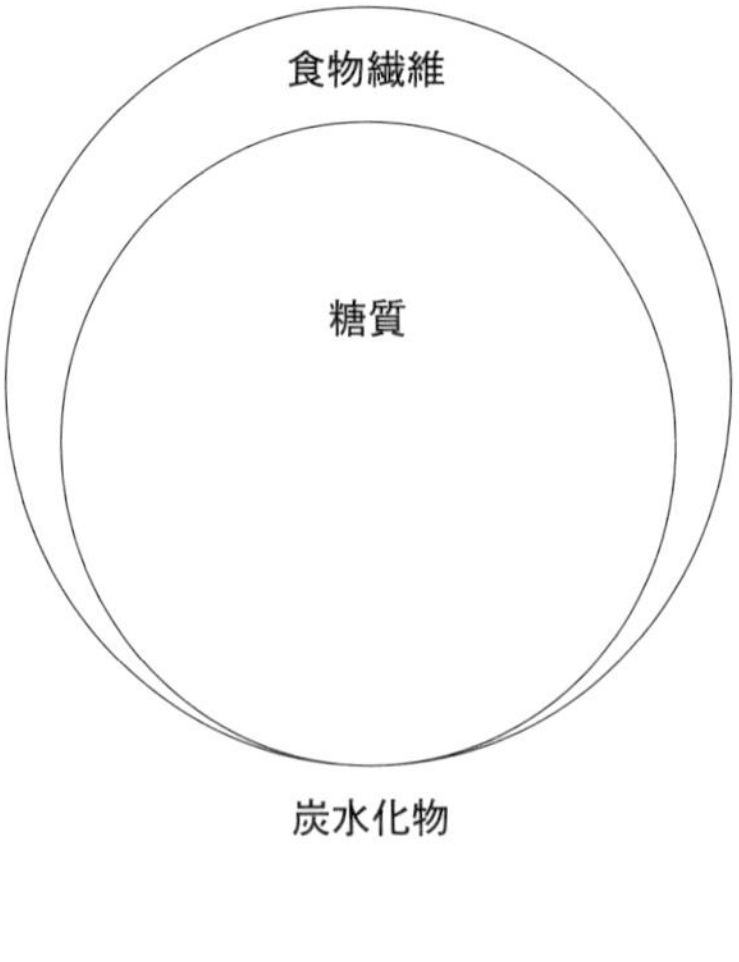

食物繊維の摂取不足は、腸内環境のパワーバランスに直接ダメージを与えます。痩せたいからと主食を制限していると、腸内で悪玉菌が増殖し、腸の状態がどんどん悪化し、健康状態は悪くなるばかりです。それこそ、便秘になったり、肌における吹き出物などの原因にもなります。

何しろ、腸には免疫細胞の約六〇パーセントが集中しており、免疫機能を司っているのです。腸内環境の悪化は、即、免疫力の低下につながるという由々しき問題です。また、食物繊維不足は、現在急増している大腸ガンとも関連していると考えられます。

　結論として言えることは、食物繊維が豊富な野菜や主食を摂るということです。くれぐれも、砂糖タップリのケーキやスイーツ、そして缶コーヒーや清涼飲料などは控えてください。快食、快眠、快便で、三六〇度、どこから見られても若々しくて、きれいなスッピン美人（美男）を手に入れましょう。そして、アミノ酸や不足しがちな栄養素の補給も忘れずにしっかりと摂りましょう。スッピンできれいになれば、体調も必ずよくなります。

頭髪を増やして、見た目の若さを取り戻す

　ちょっとしたとき、鏡に映る自分を見て「老けたかも……」と感じたことはありませんか。加齢のことゆえ自然なことなのですが、できることならいつまでも美しく若くいたいと誰しもが願っていることでしょう。第一印象で目に入りやすい頭髪も、年齢を感じる部位の一つと言えます。

「メラビアンの法則」というものがあります。一九七一年にカリフォルニア大学ロサンゼル

ス校の心理学者であるアルバート・メラビアン（Albert Mehrabian）が提唱した概念です。

この研究は、好意・反感などの態度や感情のコミュニケーションについての実験において、感情や態度について矛盾したメッセージが発せられたときの受け止め方について、人の行動が他人に対してどのような影響を及ぼすのかということについて調べたものです。その結果、話の内容などの言語情報が七パーセント、口調や話の早さなどの聴覚情報が三八パーセント、見た目などの視覚情報が五五パーセントという数値が出ました。この割合から、「7―38―55のルール」とも言われています。

割合の一番高い視覚情報からして、「第一印象は七秒で決まる」と言われています。そのなかでも、視線が集中する頭がとくに印象を左右する部分となります。

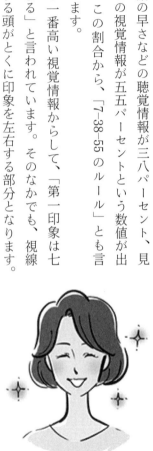

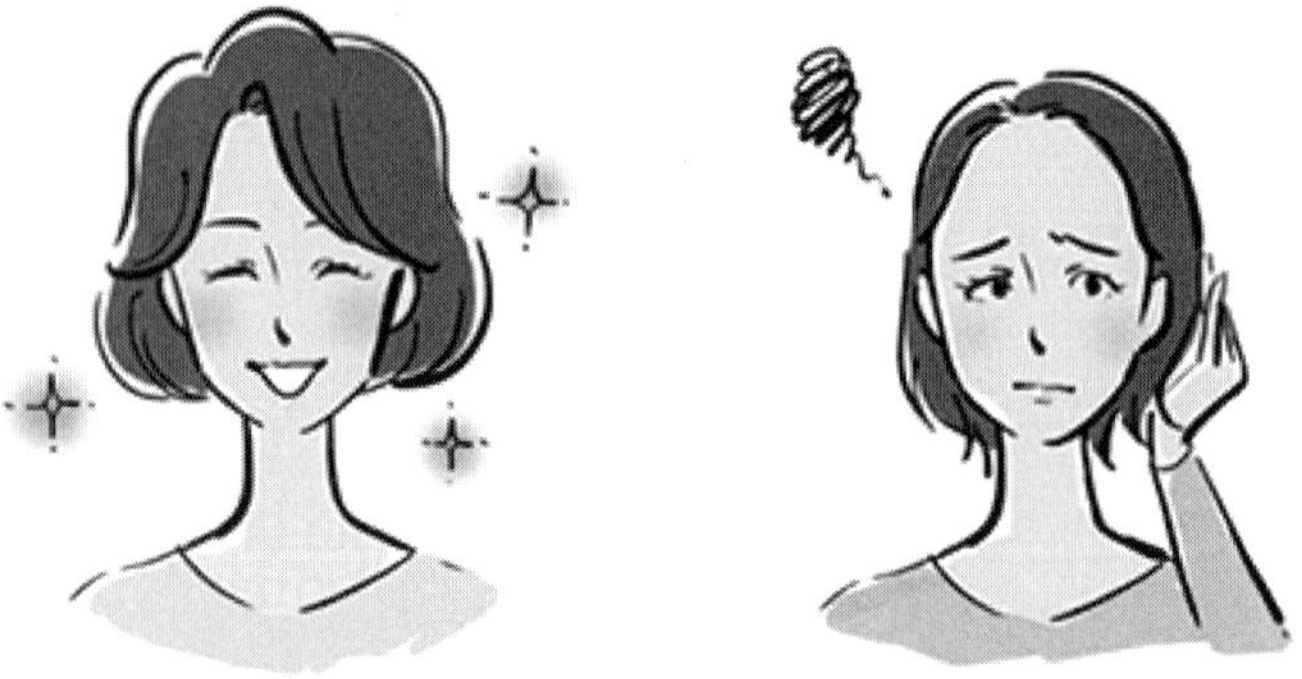

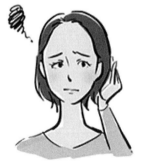

髪がフサフサある人と薄い人から受ける若さの印象度には大きな違いがあります。

顔よりも髪のほうが広い範囲を占めているため、髪の毛は人の印象に大きな影響を与えることになるのです。

僭越ながら、頭髪を増やす方法を紹介しましょう。「まえがき」にも書きましたが、二五年前に娘から言われたひと言、「髪がそれ以上減ると一緒に街は歩けないね！」から一念発起し、勉強し、研究を行い、長い試行錯誤を繰り返した結果、成功した方法です。

外用薬の製薬メーカーを経営していることもあり、一時は医薬部外品の「育毛剤」も開発したことがあります（現在はやっていません）。また、日本毛髪科学協会の「毛髪診断士」のライセンスも取得しました。頭髪を増やすには、長期間の粘り強い努力が必要となります。私の場合、お陰さまでずいぶん元に戻りました。

若返りの因子、それはIGF–1

まずは、「なぜ髪は減るのか？」から説明していきましょう。分りやすく言うと、「若返りの因子」のようなものが減るからです。正式名称は「IGF–1（インスリン様成長因子–1）」と言います。

この「IGF–1」には、育毛作用のみならず、次ページのイラストのように美肌効果、生活

図 4–8　インスリン様成長因子—1—血中濃度

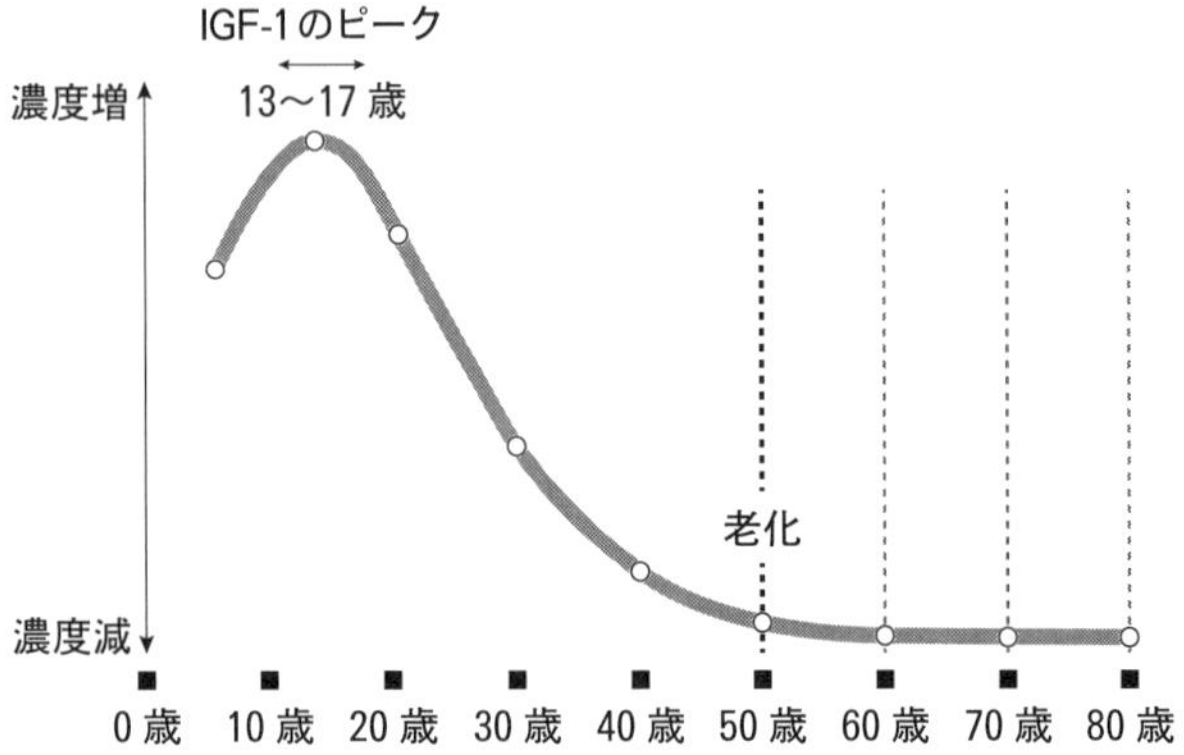

「百楽」2009 年 3 月号より。

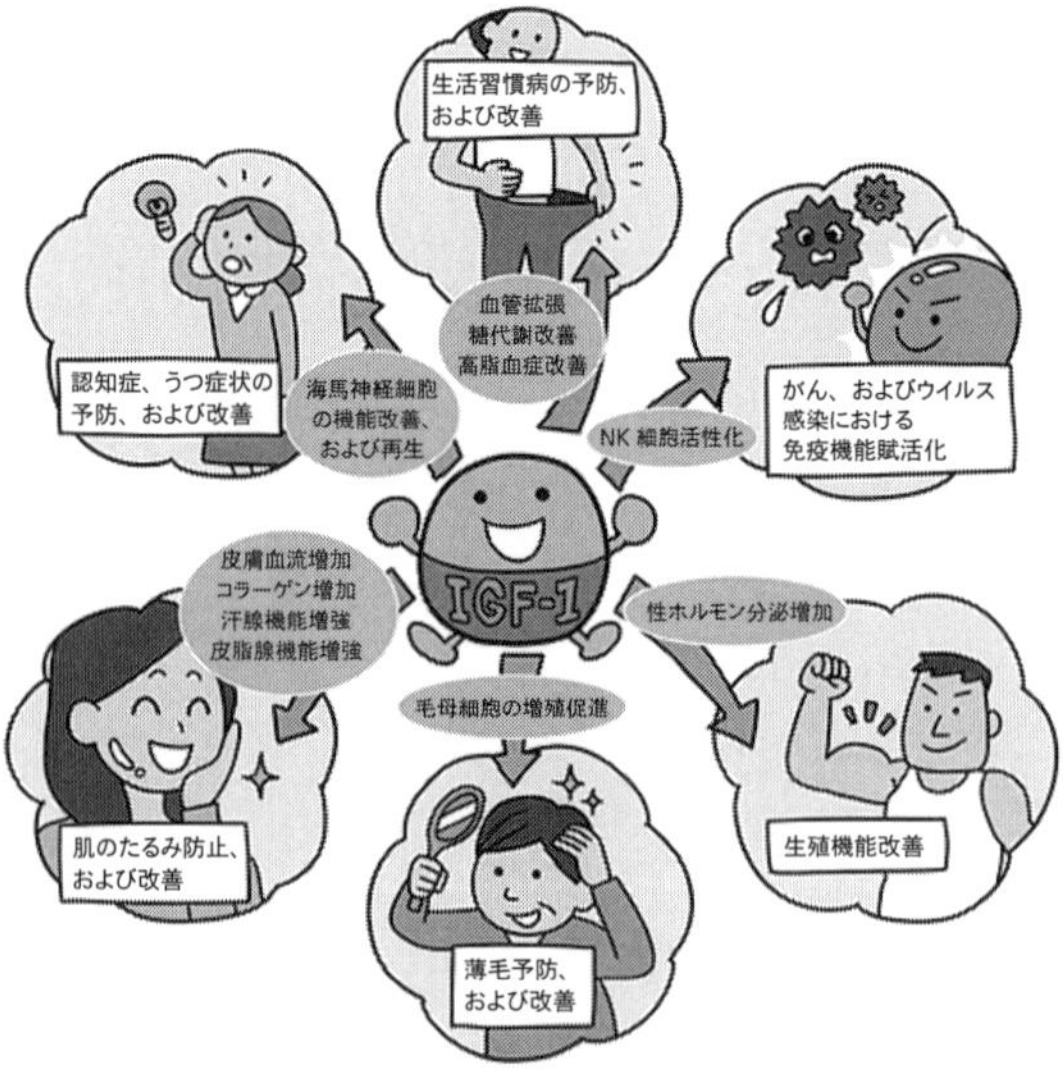
生活習慣病の予防、
および改善
認知症、うつ症状の
予防、および改善
血管拡張
糖代謝改善
高脂血症改善
海馬神経細胞
の機能改善、
および再生
NK 細胞活性化
がん、およびウイルス
感染における
免疫機能賦活化
IGF-1
皮膚血流増加
コラーゲン増加
汗腺機能増強
皮脂腺機能増強
性ホルモン分泌増加
毛母細胞の増殖促進
肌のたるみ防止、
および改善
生殖機能改善
薄毛予防、
および改善

岡嶋研二らの研究をもとに作成。

習慣病予防効果（メタボ対策）、抗うつ効果、免疫力を高める効果（病気予防）、認知機能改善効果（認知症対策）など、嬉しいアンチエイジング効果や健康効果があるのです。何とも素晴らしい物質です。

この「IGF−1」ですが、思春期の一三歳から一七歳をピークに、加齢とともに減っていきます。と同時に、老化現象がはじまるというわけです。しかし、何らかの方法で「IGF−1」が増やせたら話は変わってきます。老化を防ぎ、若さを取り戻すことになるのです。

名古屋市立大学の岡嶋研二教授（当時）が、「育毛」とは関係ない「血液学」の研究から、偶然にも育毛効果のある体内物質「IGF−1」を見つけました。これを体内で増やすと、育毛効果だけでなく、先に説明した美肌効果などもあるというのです。

少し難しい話になりますが、詳しく説明していきましょう。その答えは、ある食品を食べることです。知覚神経（体中にある、熱さや痛みを感じる神経）を刺激すると「IGF−1」が増えるのです。では、どのような食品でしょうか？　それはトウガラシや大豆です。岡嶋教授は、この二つの組み合わせが「IGF−1」を増やすとして、特許を取得しています。

それでは、ブラジル露地栽培アガリクスは「IGF−1」を増やせるのでしょうか？　岡嶋教授に研究してもらいました。結果は**図４−９**に示すとおりです。

図 4-9 「IGF-1」の濃度

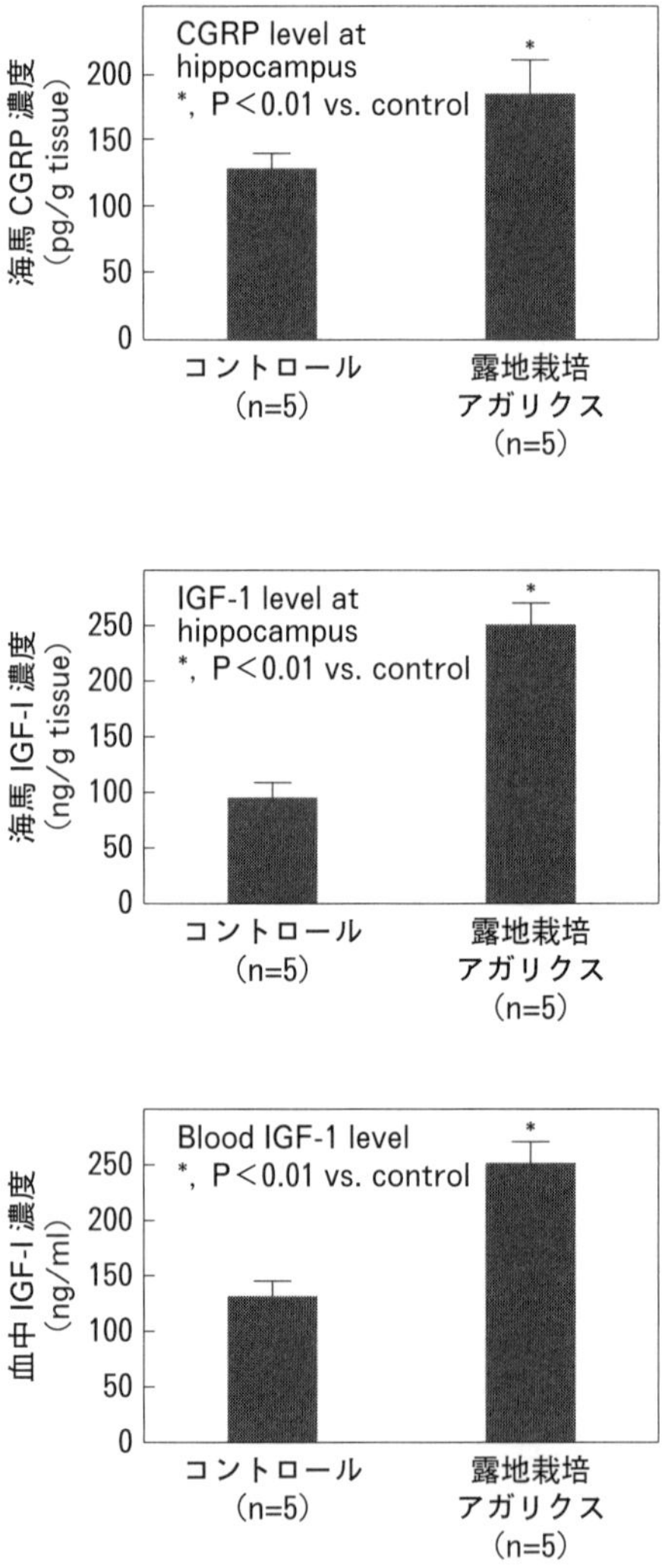

名古屋市立大学調べ（2011 年）。

アガリクスで「IGF−1」が増やせるという結果が出ました。ちなみに、図4−9の右側がアガリクスで、左側は比較した物質です。マウスを使った実験において、血中や脳の海馬で「IGF−1」濃度が増えています。図内にあるＣＧＲＰとは神経伝達物質のことです。ご覧のようにＣＧＲＰも増えています。

特定された食品以外では、以下のような行動が若返りの因子である「IGF−1」を増やすのにひと役買うとされています。

・温かいものを食べる。
・適量のお酒を飲む。
・よく噛んで食べる。
・空腹時間をつくる。
・運動をする。
・湯船でゆっくり入浴する。
・十分な睡眠時間をとる。

反対に、知覚神経の機能を低下させ、マイナスに働くものもあります。しかし、それらのマイナス要素は、努力次第でプラスに変えることも可能なのです。

・喫煙──→禁煙しましょう。
・砂糖の摂りすぎ──→砂糖の入った炭酸飲料や缶コーヒーを控えましょう。
・塩分の摂りすぎ──→塩分を控えましょう。
・食べ過ぎや間食──→腹七～八分目を心がけ、間食をしないことです。

以上のようなことを実践すれば「IGF−1」が増え、頭髪が増えることにつながります。また、「IGF−1」は体内で貯蓄することができませんので、継続して摂取しなければなりません。粘り強く継続するためには、自分に合った、負担にならない方法を考え出し、工夫する必要があります。ここが大切です！　楽をして達成しようとしてはいけません。

飲み忘れたとしても必ず飲む！

参考までに、私のやってきたことを紹介しましょう。まず、できるだけ最新の知識を常に勉強し、それを食事や日常生活で実践していきます。とくに家庭外での食事は、体によくないと思われるもの（ジャンクフード、砂糖たっぷりの缶コーヒー、炭酸飲料など）は一切摂りません。もちろん、喫煙もしません。

家では、毎日「IGF-1」を増やす、または不足しがちな栄養素を補うサプリメントを摂っています。多種類のサプリメントを摂るのではなく、「One for All」（一種類で数多くの効用が見込めるもの）」の一種類です。それは、不足しがちな栄養素を補い、「IGF-1」を上げ、髪の毛や骨密度にもよいと思われるサプリメントです。種類が多くなると、それぞれのサプリメントに含まれる食品添加物の種類や量が多くなり、解毒作用が働いて肝臓に負担をかけるということを忘れないでください。

もし、布団に入って、「あっ、飲み忘れた！」と気付いたときは、夜中であっても摂るようにします。「必ず髪は増やしてやる！」という執念です。私の場合、年に一度開催されるクラス会で、「お前は会うたびに若くなるね！」などと同級生から言われています。

サプリメントを飲む以外にやったこと

髪の薄い人やない人の特徴は、頭皮が硬くて突っ張っていることです。突っ張っていることが原因で、そのような人たちの頭皮にはシワがありません。だから、皮脂でテカテカと光ります。また、毛穴（毛孔）は塞がれている状態となっていますので、頭皮に育毛剤を塗っただけでは有効成分が中に入っていくことはないでしょう。値段の高い育毛剤が、頭皮を伝って流れ落ちるだけかもしれません。それこそ、「毛・退・ない（もったいない）」ことになってしまいます。

理解を深めていただくために、「岩」と「土」の違いで説明したいと思います。

長い年月をかけて土が圧力を受け続け、乾燥が進んで硬い岩ができました。その岩に水をかけても、水はその表面を流れるだけで中に浸透していきません。反対に、柔らかい土に与えた水はすぐに浸透していき、そこに種があれば植物も生えてきます。しかし、この硬い岩も、細かく砕いて水をあげれば植物が生えてくるのです。

余談ですが、髪の薄い人が交通事故で頭に傷を負い、手術を受けたことで頭皮が緩み、髪が生えてき

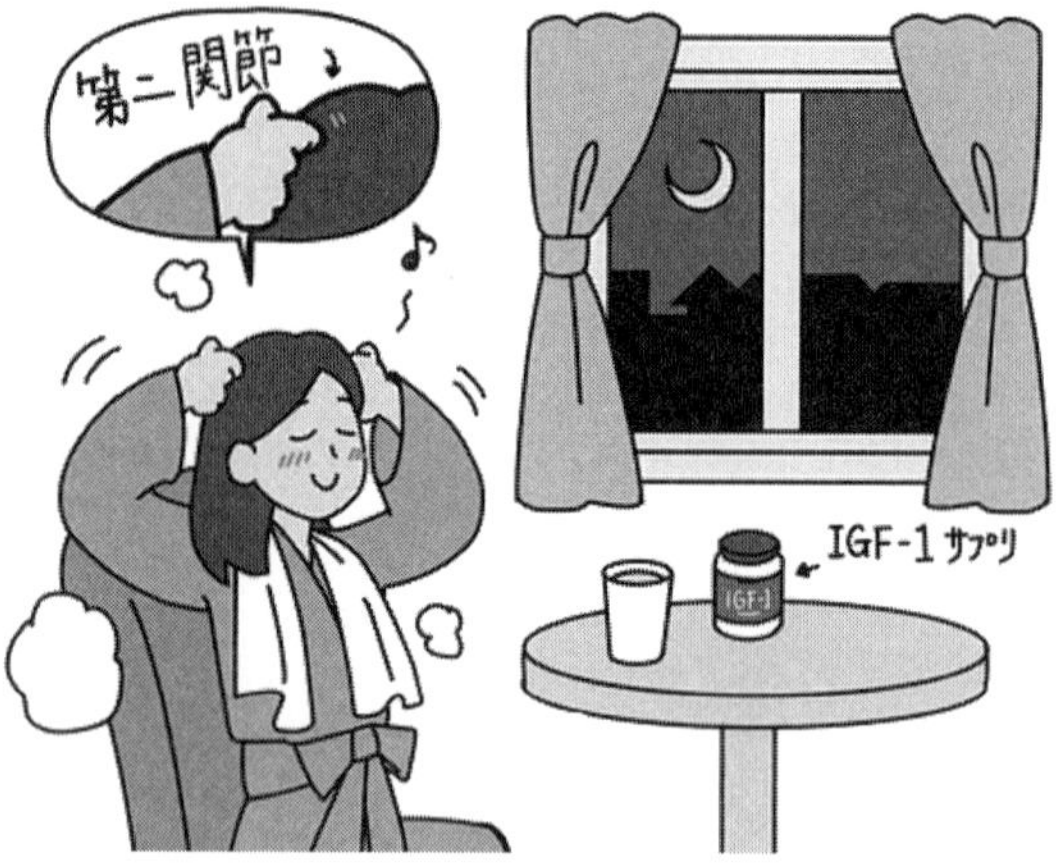

たという話を聞いたこともあります。

みなさん、もうお気付きですよね。頭皮の硬さ・柔らかさが、育毛・増毛効果の大きな分かれ目なのです。今まで育毛剤などに不満をもっていた人は、頭皮の硬さが原因で、効き目がそれこそ「薄」かったのかもしれません。頭皮を柔らかくすることがポイントなのです。

オススメの方法は、風呂上りの頭皮が温かいときに（温かいタオルを頭に乗せるのもよい）、両手でグーの形をつくり（ゲンコツ）、指の第二間接（真ん中の間接）の部分で（これが大切）、ゴリゴリとマッサージを行います。

指の腹の部分で行うと、貴重な髪を擦って抜いてしまうことがありますのでオススメできません。たまに、頭皮に刺激を与えることを目的として風呂上りに頭を叩いている人を見かけますが、やはり頭皮を傷つけてしまうので、こちらもオススメとは言えません。

もちろん、育毛剤を付ける前後にマッサージを行うのがよいでしょう。事前に頭皮を緩め、毛穴（毛孔）から育毛剤を毛根に浸透させるイメージをもってマッサージを行います。

若さというイメージの復活――髪の毛を少しでも増やす最大の秘訣は「粘り強い継続」

髪の毛は一日に〇・四ミリ伸びると言われています。毎日、ほんの僅かですが改善・変化を遂げているのです。毎日、「よくなったかな？」と鏡で見ることでしょうが、本人が一番改善に気付かないものです。それに、前日との比較で〇・四ミリ伸びたことに気付く人はいないでしょう。

その結果、多くの人が数週間および一～二か月継続しただけで「効果なし」として諦めてしまうのです。最低六か月ほどの「粘り強い継続」をおすすめします。

改善の度合いを理解する簡単な方法は、サプリメントや育毛剤の使用前後での抜け毛の量と髪のこしのチェックです。全体の毛髪量ばかりに気をとられていると、なかなか効果が分かりづらく、気が滅入ってしまいます。二か月後、四か月後、六か月後など、ある程

・Aさんの場合

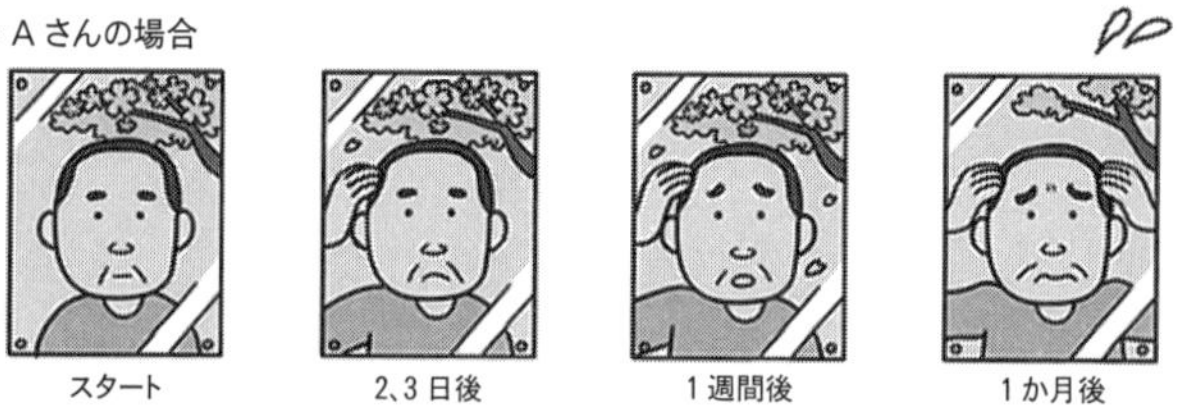

変化は少しずつなので、毎日見ている自分には分かりづらいもの。
あわてずに、長期スパンで経過観察しましょう。

・Bさんの場合

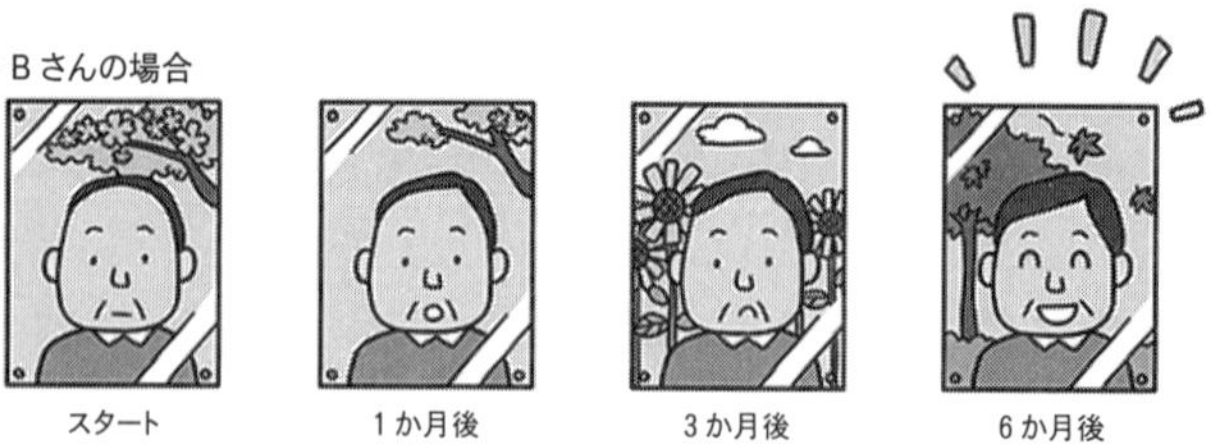

度変化に必要な期間を設けてチェックするようにしましょう。さらに詳しくチェックされたい方は、ある一定の距離・角度・照度のもとでの写真を撮り、比較するというのもおすすめです。

頭髪は、前述したように見た目の印象を大きく左右します。日々の粘り強いケアが大きな差となって表れます。頭髪が増えたら、あなたの見た目は大きく変わることでしょう。

『メキシコ人はなぜハゲないし、死なないのか』

『メキシコ人はなぜハゲないし、死なないのか』(晶文社、二〇〇三年)という本があることを知り、「死なない」こともさることながら、ハゲないとはどういうことかと興味をもちました。

これは読まないわけにはいかないと思って、さっそく本を購入して読みました。著者は明川哲也という人ですが、「ドリアン助川」と言ったほうが分かりやすいでしょう。そう、作家であり、詩人であり、歌手という肩書きをもっている人です。

ハゲない、死なないための四つの宝

本の内容を簡単に紹介しましょう。

薄毛の中年日本人である料理人が、人生に疲れ果てて首を吊ったものの、人間の言葉を話すネズミたちに助けられます。そして、人類を救う四つの宝を探しに、世界一自殺率の低い国メキシコまで決死の思いで訪れるというものです。その四つの宝とは、メキシコ人が好む「トマト」、「トウガラシ」、「インゲン豆」、そして「自分を信じる気持ち」でした。これらが「ハゲない、死なない」ための宝だとされています。

まず一つ目のトマトには、ファイトケミカルのリコピンが含まれており、抗酸化力があるために若返り効果があります。二つ目のトウガラシは、含有成分のカプサイシンが痛覚を刺激し、それが脳に伝わって体内鎮痛用のエンドルフィンを分泌させます。そして、この刺激が体に快感を与え、心の鬱《うつ》さえも和らげ、四つ目の「自分を信じる気持ち」にもつながるというのです。

三つ目のインゲン豆は、言うまでもなく食物繊維の摂取につながり、それを多く摂るメキシコ人は自殺率が低いと言われています。

逆に、食物繊維の摂取が少ない国は「便秘国家」となり、おしなべて「自殺大国」になると言われています。日本人には耳の痛い話です。繰り返しますが、食物繊維は腸内細菌のエサとなり、腸内細菌を増やしてNK細胞を活性化し、「生きる力」が増強されるのです。その結果、「メキシコ人はハゲないし、死なない」というわけです。

また、脳と腸は相関（脳腸相関）しています。脳の状態が腸に影響を及ぼし、逆に腸の状態も脳に影響を及ぼしているのです。脳と腸は、自律神経系やホルモン、サイトカインなどを介して密に関連しています。食物繊維の不足で便秘になり、腸に不調をきたすと、それが脳に影響して鬱《うつ》になり、自殺につながると考えられています。このようなことも踏まえて、食物繊維はしっかり、意識して摂るようにしましょう。

「IGF−1」育毛サプリメントとの共通点

ドリアン助川さんの本の内容が、「IGF−1育毛理論」をもとにした、育毛サプリメントの原材料や効用のメカニズムに類似していたので驚きました。まず、原材料は「トウガラシ」と「インゲン豆」です。インゲン豆は大豆と同じ豆類です。そして、抗酸化力があり、食物繊維を豊富に含むのが「ブラジル露地栽培アガリクス」だということです。

メカニズムは、トウガラシに含まれるカプサイシンと大豆イソフラボンが知覚神経を刺激し、若返りの因子である「IGF–1」を増やします（ブラジル露地栽培アガリクスも「IGF–1」を増やします）。この「IGF–1」が増えると、育毛効果だけでなく、NK細胞の活性化によって免疫力が増強され、多くの健康効果とともにアンチエイジング効果が発揮されるというわけです。

実際、二〇一六年度のWHO（世界保健機関）の報告による人口一〇万人当たりの自殺率では、日本とメキシコの間には大きな差があります（**表4–2**参照）。「ハゲない、死なない」ためにも、メキシコ人の食生活や考え方を参考にして、食物繊維やファイトケミカル（次章で説明）を多く含む野菜や果物をたくさん摂りたいものです。

時事通信の報道によると、厚生労働省は二〇二一年一月二二日、警察庁の統計に基づく二〇二〇

表4–2　世界の自殺率ランキング（人口10万人当たりの自殺者数。WHO、2016年）

順位	国	全体	男性	女性
1	ロシア	31.0人	55.9人	9.4人
2	韓国	26.9人	38.4人	15.4人
3	ラトビア	21.2人	37.6人	7.3人
4	ベルギー	20.7人	27.8人	13.8人
5	ハンガリー	19.1人	29.7人	9.6人
6	スロベニア	18.6人	30.4人	6.9人
7	日本	18.5人	26.0人	11.4人
≀≀				
38	ブラジル	6.5人	10.0人	3.1人
39	イスラエル	5.4人	8.1人	2.7人
40	メキシコ	5.1人	8.0人	2.3人

年の自殺者数（速報値）が、前年より七五〇人（三・七パーセント）多い二万九一九人だったと発表しました。一〇年連続で減少していた女性の自殺者が二年ぶりに増え、男女合わせた人数はリーマン・ショック後の二〇〇九年以来の増加に転じました。人口一〇万人当たりの自殺者数も一六・六人となり、一一年ぶりに増えたことになります。

女性の自殺者が増えた背景には、新型コロナウイルスの感染拡大による経済悪化などがあると見られています。厚労省の担当者が、「女性は健康や生活苦、家庭問題などを理由とした事例が増えている。相談窓口を拡充し、悩む人を支援機関にしっかりつなげたい」と話していると書かれています。

厚労省によると、男性の自殺者は前年比一三五人減となり、一一年連続で減っていますが、女性は八八五人増の六九七六人だったと報道されています。女性の自殺者が急増していることは由々しき問題です。メキシコ人の陽気な性格を見習い、

図 4-10　年間自殺者数の推移

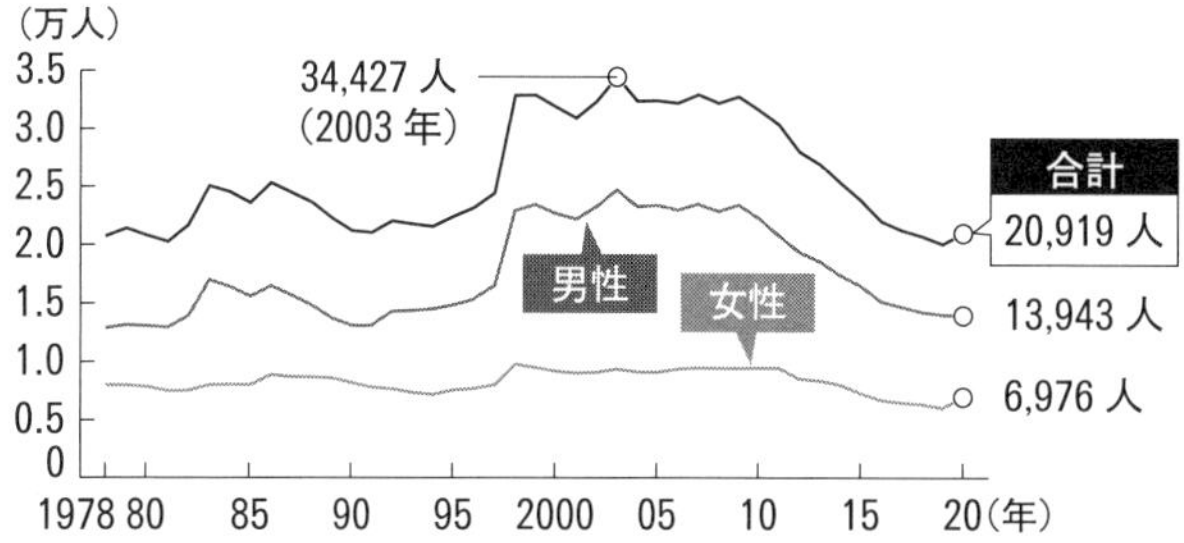

（厚生労働省まとめ、2020 年は速報値）

ポジティブな思考回路をつくって「トキメク目標」をもち、新型コロナも含めてマイナス要素を取り払ってほしいものです。もちろん、食物繊維もたくさん摂ってください。

「肌と表情」で見た目年齢を引き下げよう！

見た目の年齢を引き下げるためには、「肌」だけでなく「顔の表情」も大切な要素となります。たとえば、ほうれい線の太さの違いで見た目年齢が大きく変わります。まずは「肌」ですが、小じわを減らし、潤いを保てるようにしましょう。お手本となる事例がありますので参考にしてください。

みなさんご存じの、聖路加国際病院の名誉院長であった日野原重明先生（一九一一〜二〇一七）です。二〇一四年一〇月に一〇三歳の誕生日を迎えられたわけですが、その一か月ほど前、新宿・安田生命ホールで行われたセミナーで先生のスピーチを拝聴しました。その後、控え室におじゃまをし、握手や会話もさせていただきました。

超高齢者にもかかわらず、スピーチはしっかりしていました。一般的に、一〇〇歳を超えられた人の顔には深いシワやシミがあるはずなのに、先生の肌は艶やかで、それらが非常に少なかったのです。

日野原先生がどんな食事をされているかを確認するために、当時、東京大学の劉影《りゅういん》（天野暁）教授と共同執筆された書籍『病気にならない15の食習慣――楽しく生きる長寿の秘訣』（青春新書、二〇〇八年）を読んでみました。

その内容は、腹八分目でよく嚙むこと、野菜類から先に食べる習慣、生活習慣病を予防するを「三種の神器」として、大豆製品、青い野菜、青魚、キノコ類を食べるなど、本書で述べていることにピッタリと合った内容でした。

とくに注目すべきことは、脳の活性化のために大好きな魚を刺身で食べ、生魚の油を十分に摂取すること、そしてもう一つ、オリーブ油（エキストラバージンオイル）を毎朝茶さじ一杯、何十年も飲んでいると書かれていました。さらに、それが結果的には脳の潤滑油にもなっている、と記されているのです。

お気付きのとおり、シミ、シワ、物忘れや認知症の予防には油が大きく影響しています。脳と体によいフレッシュな油を摂取するようにしてください。具体例として、次ページの**図4-11**で種類と特長で油を分類してみましたので、参考にしてください。

私も、日野原先生に見習い、毎朝トーストに塗っていたジャムやバターを「えごま油」に

図4-11　油の種類と特長

飽和脂肪酸		不飽和脂肪酸		
中鎖脂肪酸	長鎖脂肪酸	オメガ9系（オレイン酸）	オメガ6系（リノール酸）	オメガ3系（α-リノレン酸）
エネルギーに変わりやすいので、バター代わりに使うとよい	動物性の脂肪に多く含まれ、コレステロール、中性脂肪を増加させる	食物から摂取するほか、体内でつくることができる脂肪酸	体内でつくることができない必須脂肪酸	体内でつくることができない必須脂肪酸。ヘルシーオイル
〈特長〉 酸化しにくいので加熱調理に向く	〈特長〉 酸化しにくいので加熱調理に向く	〈特長〉 酸化しにくいので加熱調理に向く	〈特長〉 比較的酸化しやすい	〈特長〉 酸化しやすいので加熱調理に向かない
〈例〉 ココナツオイルなど	〈例〉 バター ラードなど	〈例〉 オリーブオイル アボカドオイルなど	〈例〉 ごま油 コーン油など	〈例〉 亜麻仁油 えごま油 EPA DHA
品質のよいものを適度に摂ろう。	摂りすぎに注意。	品質のよいものを適度に摂ろう。	摂りすぎに注意。	積極的に摂ろう。

①青魚の脂肪酸：DHA，EPA（アジ、イワシ、サンマ、サバなどに含まれる）、②えごま油（しそ油）、③アマニ油、④オリーブ油、⑤米ぬか油を摂る。

脳に悪い油は避ける。①加熱に適さないリノール酸を多く含むサラダ油（紅花油、コーン油、大豆油、菜種油など）、②トランス脂肪酸を多く含む食品（マーガリン、ショートニング、インスタントラーメンやスープ、フライドポテト、ドーナッツ、コーヒーフレッシュ、ドレッシング）などです。

替えました。気のせいではなく、少しシワが減ったような感じがします。肌に潤いができたせいか、乾燥している日の髭剃りでもカミソリ負けをしなくなりました。みなさんも、新鮮でよい油を摂るようにしてください。

見た目の印象をアップさせるには

次は、顔の表情をよくする方法を三つ紹介しましょう（次ページのイラスト参照）。

❶目に力をつける方法——シッカリ目を瞑ったあと、パッと開く。
❷ほうれい線を薄くする方法——口の中で舌を左右に回す。
❸口角を上げる練習をする。ほほ笑みや笑いは口角が上がります。割り箸を加えるといった方法もあります。

これらの動作を、朝やお昼時に数回ずつ繰り返します。ごく小さな変化も、定期的に、長く繰り返すことで改善に向かい、見た目の印象がかなりよくなります。

言うまでもなく、内面から出される美しさというものも必須です。次のようなことも心掛けましょう。

❶日々、笑顔を忘れない。
❷人と話すときは聞き手に回る（みんな、自分のことを分かってほしいと思っていますので）。
❸心から褒める（自然と口角も上がる）。
❹穏やかに話す。
❺親しきなかでも礼儀（マナー）を守る。

簡単そうなことばかりですが、さまざまな感情が働き、ついこれらと反対のことをやってしまうのが人間です。しかし、普段から意識しておけばそんなに難しいことではありません。人間関係がよくなるだけでなく、小じわが減り、肌が潤い、

❶
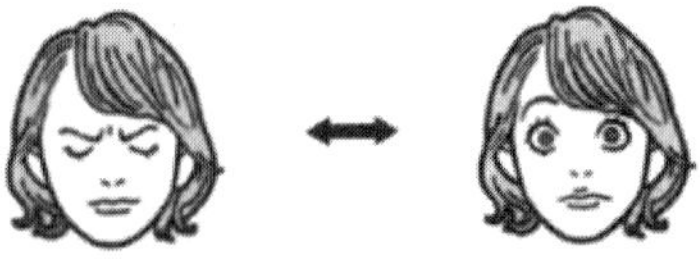

❷
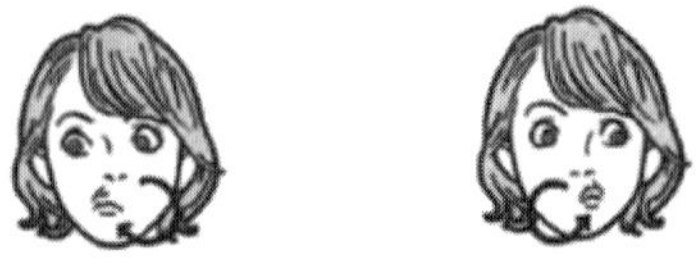

❸
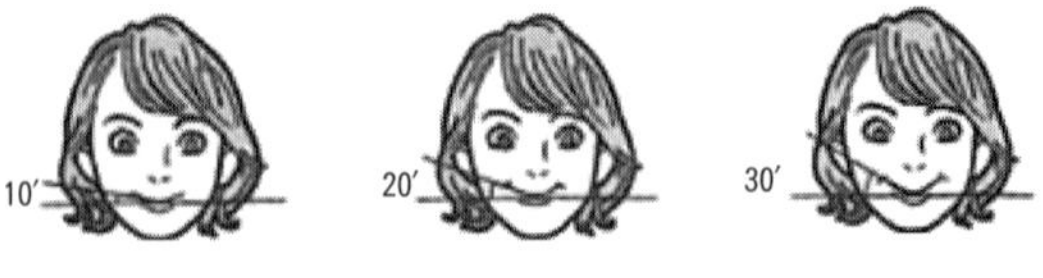

外見、内面ともに印象がよくなったら、これはもう最高です。あなたの魅力は一〇倍増、いやもっと高まるかもしれません。

立ち姿を美しくし、身長が縮まない方法

立ち姿や立ち振る舞いも、見た目の印象に大きな影響を与えます。しっかり胸を張って正面を見ている姿と、猫背でうつむき、伏せ目がちの状態を想像してみてください。どちらのほうが若々しく感じますか？　答えは言うまでもないですね。

私は、二五年前は腰痛もちの猫背で、歩く姿はペンギンのヨチヨチ歩きだったことを先に述べました。そこから、ジムのトレーナーに運動メニューをつくってもらい、長年かかりましたが復活して今日があります。

運動メニューのなかに「腹筋」と「背筋」がありました。もちろん、メニューはしっかり実行しましたし、途中からは「ぶら下がり」というメニューを加えました。運動の回数は、無理をせずに少しずつ増やしていきました。すると、いつの間にか腰痛が消え、姿勢もよくなったのです。今振り返ると、腰痛の原因は腹筋・背筋力が衰えたことでバランスが崩れ、

背骨（腰椎）を支える筋力が落ちていたと考えられます。
　この三点セットの運動を励行したことが、思わぬ効用となって現れました。

歳をとると背が縮む

　二〇一四年、新潟県西蒲原郡弥彦村でクラス会をすることになり、一泊で訪れました。パワースポットとして有名な弥彦神社がある所です。何十年ぶりかに会い、同部屋になった者同士の会話と、そのときの様子を紹介しましょう。みんな、六七〜六八歳です。

私　A君、昔はもっと大きかったよな！
A　そうなんだよ、昔に比べて六センチも縮んじゃったよ！
B　俺なんか、元々背が低いのに、さらに二センチも縮んだよ！
私　俺は全然縮んでないぞ！　この前の健康診断では少し伸びていたぞ！

　そこで、学生時代一七一センチの私と一七六センチだったA君が背比べをしたところ（B君が判定係）、結果は私のほうが「少し高い」ということになり、私もビックリしました。

なぜ、時間の経過でこのような大きな差が出るのでしょうか。縮んだ大きな原因は骨《こつ》粗鬆症《そそうしょう》が考えられます。A君をよく観察すると、背中の上部が丸まっています。どうやら、過去に「圧迫骨折」したようです。これについて、本人は「自覚がなかった！」と言っていました。

A君に見られる「圧迫骨折」とは、背骨がポキッと折れるわけではなく、日常動作のなかでじわじわと骨が潰れてゆき、たいした痛みがないので気付かないという人が多いのです。

全体での夕食会のとき、再び身長のことが話題になったのでよく聞いていると、ほとんどの人がやはり背が縮んだことが理由で、私が大きくなったと感じていたということでした。

深刻なのは、B君のように元々身長が低い人がさらに縮むことです。それをふまえて、改めて私たちの日常生活を考えてみましょう。

歩く、走るという運動行為は、常に背骨（腰椎）を

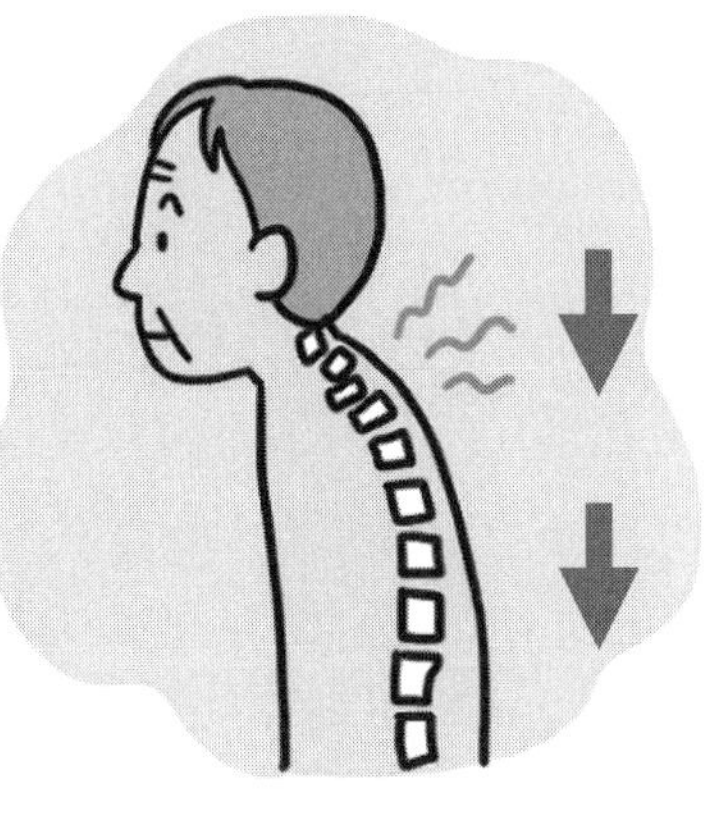

下方に圧迫します。つまり、身長が縮む力です。唯一、圧迫しないのは寝るときだけです。背骨の間を上方に伸ばすという運動は、日常生活には皆無と言ってよいでしょう。昔、「ぶら下がり健康器」というものがありましたが、今思えば、非常に優れた運動器だったと言えます。

私は腰痛解消のため、ぶら下がりをすることで背骨を伸ばし、伸ばした部分を腹筋と背筋で支えていたのです。それが理由で身長が縮まず、姿勢もよくなったというわけです。姿勢がよくなれば、立ち姿や立ち居振る舞いもよくなります。現代社会はパソコンを使う時間が増えた分だけ、さらに猫背という悪い姿勢になりがちな生活を送っていることになります。

言うまでもなくA君は、日常生活で常に背骨間に下方への圧迫負荷がかかり、いつのまにか「圧迫骨折＝知らぬ間に骨折」になって身長が縮んだものと思われます。

身長の縮まない三つの運動

改めて、身長の縮みを防ぐ三つの運動を紹介しましょう。ぶら下がり、腹筋、背筋です。ぶら下がりは、最初は足が床についていてもＯＫです。実際、初めてやると一〇秒とぶら下がっていられないでしょう。

背骨をしっかり伸ばす思いでやりましょう。無理をせず、継続することに重きを置いてください。姿勢は間違いなくよくなります。さっそうと歩く姿に、若さと魅力も感じることでしょう。

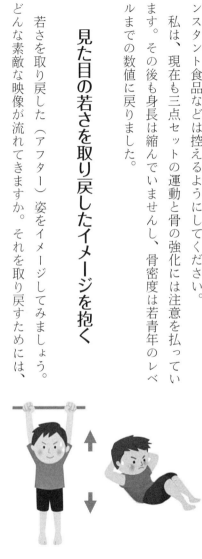

また、骨の強化に必要な栄養素（カルシウム、ビタミンD、ビタミンK）をしっかりと摂り、骨密度を上げるようにしましょう。サプリメントの活用もいいですが、普段から、リンを多く含むインスタント食品などは控えるようにしてください。

私は、現在も三点セットの運動と骨の強化には注意を払っています。その後も身長は縮んでいませんし、骨密度は若青年のレベルまでの数値に戻りました。

見た目の若さを取り戻したイメージを抱く

若さを取り戻した（アフター）姿をイメージしてみましょう。どんな素敵な映像が流れてきますか。それを取り戻すためには、

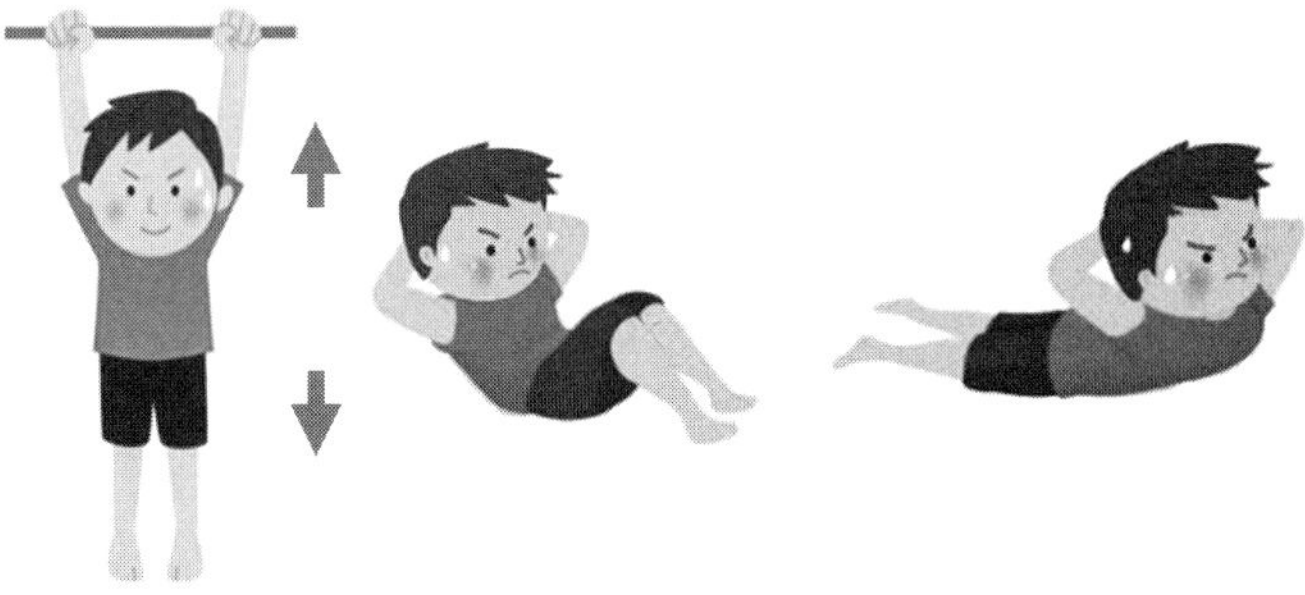

■Before

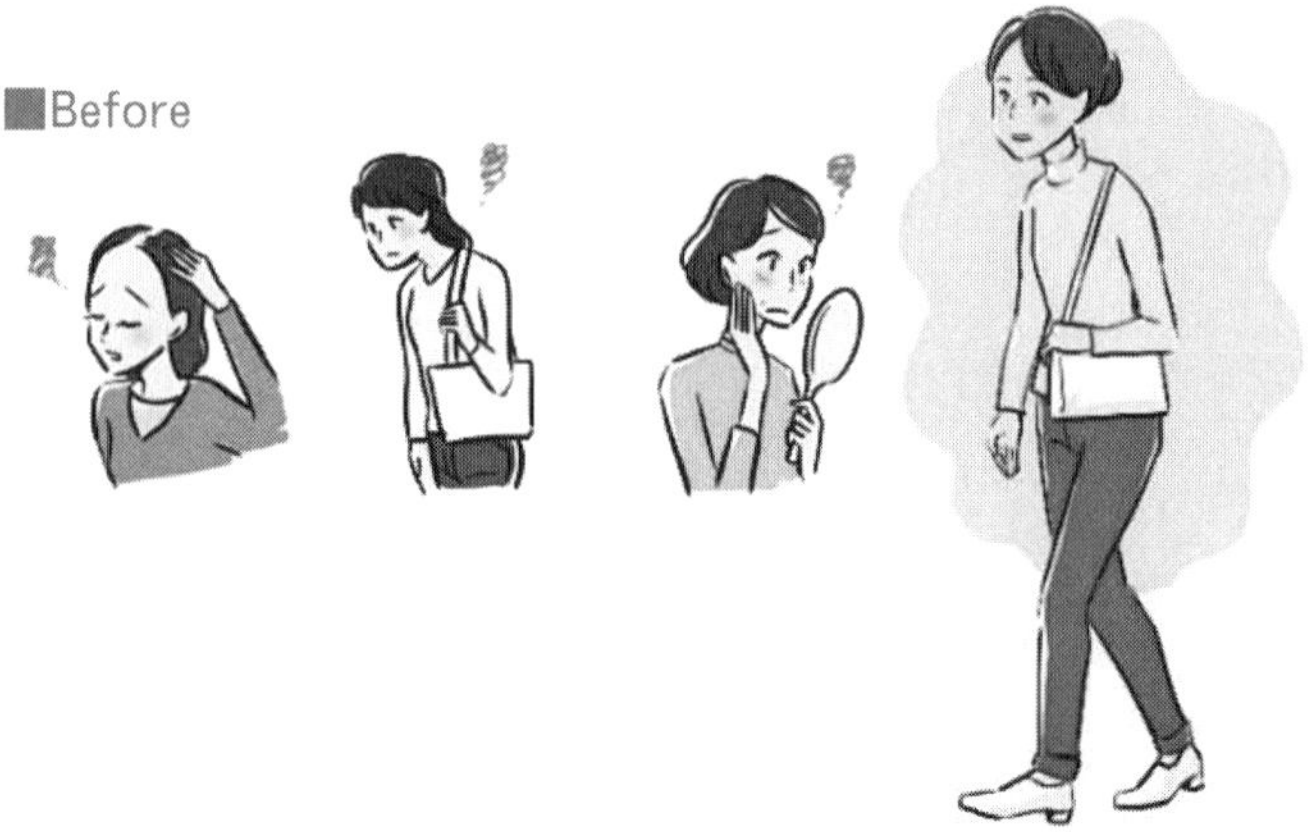

■After

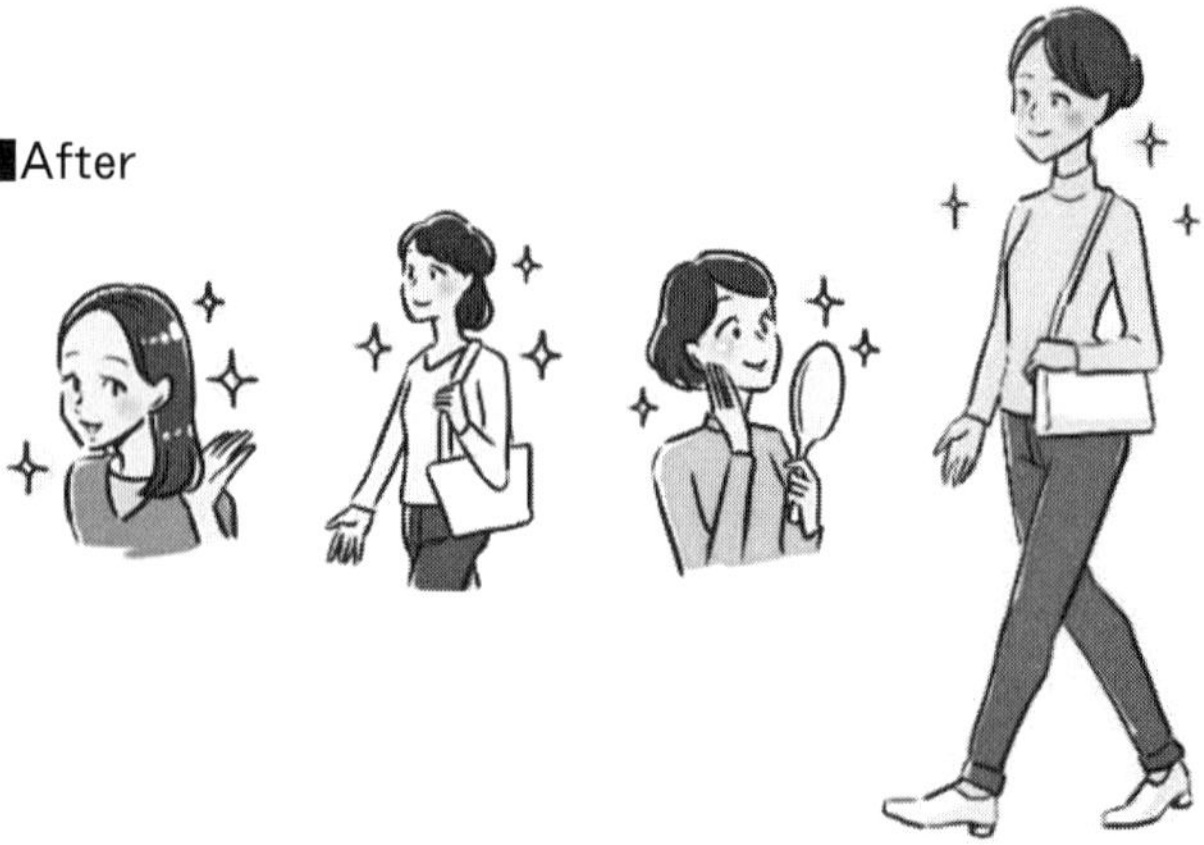

本章で紹介した四つを忘れずに続けてください。もちろん、自分の足りないところから、またできることからはじめてください。その先には、見た目の若さを取り戻したあなたがいるはずです。さらに、次に述べるようなよいことがあります。

見た目を若々しく保ちたいという気持ちは、誰しもがもっている欲求だと思います。しかし、それは見た目の問題だけを追求していて、「寿命」に関係があるということを知らない人が多いのではないでしょうか。実は、「見た目が若い人は長生きする」という研究報告があるのです。

この研究は、デンマークのコーア・クリステンセン（Kaare Christensen）教授らによるものです。クリステンセン教授は、双子の登録台帳を用いた高齢者研究の権威者であり、かの野口英世（一八七六～一九二八）と同じく、ダンネブロ勲章を受章された南デンマーク大学の教授です。

二〇〇一年の時点で七〇歳以上の双子一八二六人を選び、その写真が何歳に見えるか、四一人の審査員（看護師・若い男性・中年女性）が推察しました。その後、二〇〇八年の生存状況との関連を調べました。

調査の結果、二〇〇八年の生存状況では、全体の三七パーセントの六七五人が亡くなっており、その多くは二〇〇一年の年齢推測の段階で、実年齢より老けて見られた人でした。この結果から、「見た目の年齢は生存状況とかなり関係している」と結論付けています。さらにクリステンセン教授は、「成人した人が、『年齢より老けて見える』と言われることは、健康状況がよくない証だ」[4]とも言っています。

誰もが気にしている「見た目」ですが、気にしているだけでは何も変わりません。本章で述べたことを、まずは頭の片隅に置いていただき、「あれ、どうすればよかったっけ？」と気になったときには、改めて本書を読むようにしてください。

一回読んだからといって、すべてを記憶できるという人はいません。振り返って読むことが大事なのです。それによって、脳はさらに活性化されます。次章では、その「脳」について説明をしていきます。

（4）「Perceived age as clinically useful biomarker of ageing: cohort study, BMJ 2009; 339:b5262」という論文を参照しました。また、双子を取り上げた理由は、老化に関して同様の遺伝子をもっている点を考慮したからです。

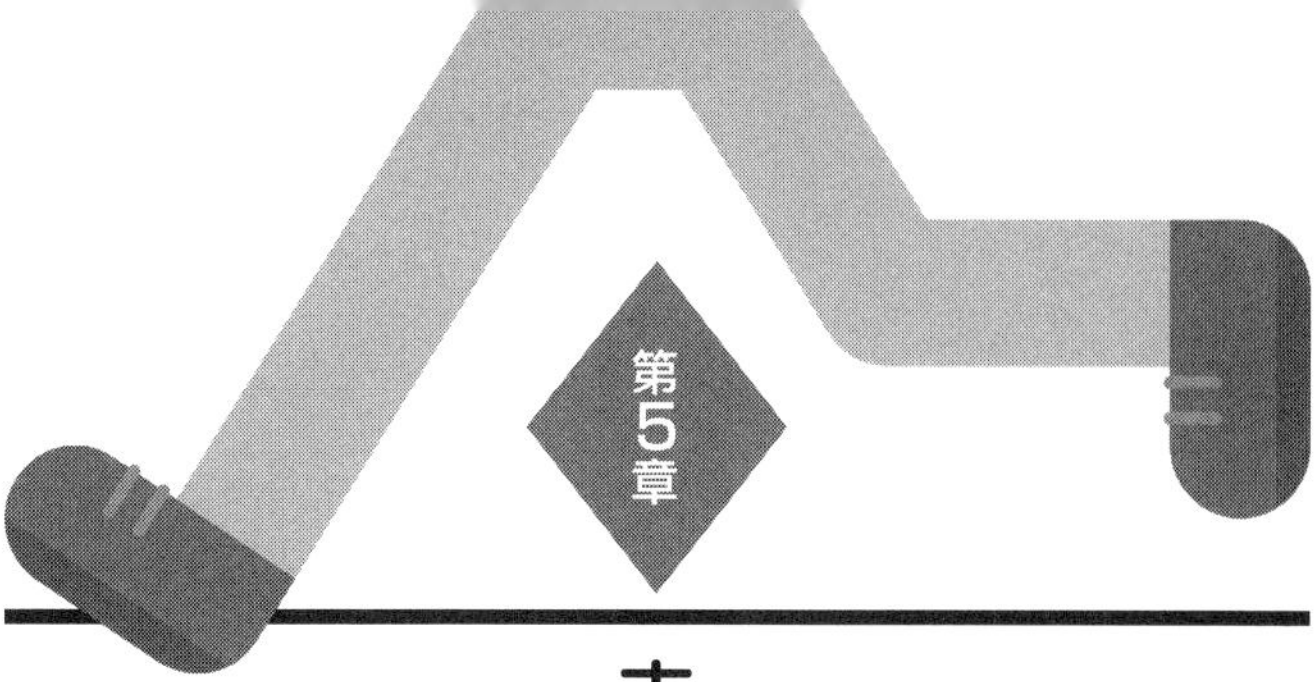

第5章

未来のために脳を鍛えよう！

一〇〇歳時代のために脳を鍛えよう！

見た目の若さを取り戻すとともに、未来のために脳も鍛えましょう！　ただ、脳を鍛えるといっても、見た目や体力の若さとは違って、その結果を見ることはできません。どこの能力が強くなったのか？　どれほど強くなったのか？　見ようと思っても脳の中をのぞくことはできません。さながら、レーダーでも探知しにくいステルス戦闘機のようなものです。

努力の結果が目では確認できないわけですが、脳を鍛えるか鍛えないかによって、将来の生活・人生にとてつもなく大きな影響を与えます。それほど、脳の健康を維持することは重要なのです。

脳の健康が害され、病気となってしまう認知症は、今、日本をはじめとして世界中で最重要課題となっています。ご存じのとおり、認知症とはさまざまなことが原因で脳の細胞が死んでしまったり、働きが悪くなったことでさまざまな障害が起こり、生活をするうえにおいて支障が出てくるという病気です。

日本では、二〇一二年時点で、六五歳以上の高齢者のうち認知症を発症している人は推計一五パーセント、約四六二万人に上っていることが厚生労働省研究班の調査で明らかになっています。そして、その数が、二〇二五年には七三〇万人へと増加し、六五歳以上の五人に一人が認知症を発症すると推計されています。

一方、一九七〇年ではわずか三一〇人だった日本の一〇〇歳以上の高齢者数が、二〇一六年では六万五五六九二人（八七・六パーセントが女性）となり、二〇〇倍以上に増えた計算となります。さらに、二〇五〇年には二〇一六年の約一〇倍、六八万三〇〇〇人になると予測されています。まさに「人生一〇〇歳時代」が迫っているわけです。

認知症を発症する人の数と、一〇〇歳以上の高齢者の数が増え続けているという二つの事例をふまえて、みなさんには認知症対策をしっかり行ってもらい、現

図 5-1　日本の 100 歳以上の高齢者数

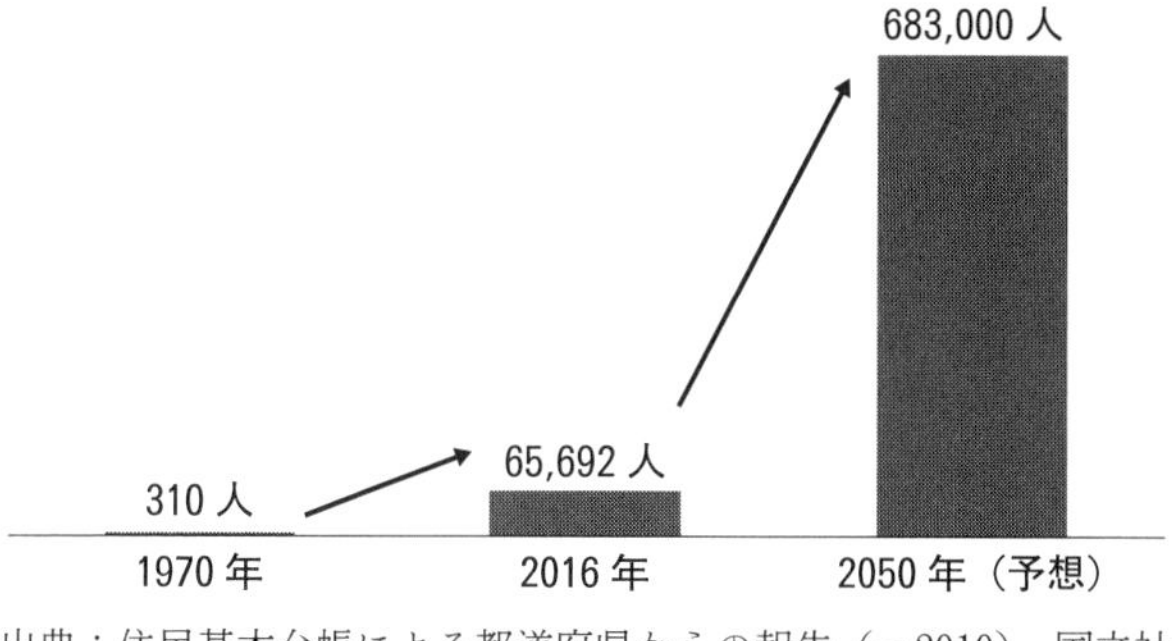

出典：住民基本台帳による都道府県からの報告（〜2010）、国立社会保障・人口問題研究所「日本の将来人口推計」（2006）（2020〜）

在目指している「トキメク目標」のために、一〇〇歳時代の社会をいかに楽しむのかということをさらに考えていただきたいです。そのためにも、脳をしっかりと鍛える必要があります。

第4章で紹介しました聖路加国際病院の日野原重明先生は、一〇〇歳を超えても有意義な人生を、充実した人生を楽しんでいらっしゃいました。みなさんも、日野原先生をお手本にして、「未来の充実した人生のために脳を鍛える」ことに焦点を合わせましょう。

認知症について

認知症とは、さまざまなことが原因で脳の神経細胞が破壊・減少し、日常生活が正常に送れない状態であることは先に述べました。具体的には、暴力・暴言、徘徊、失禁と排尿障害、異物を食べる異食、自宅にいても帰宅願望がある、不眠・睡眠障害・昼夜逆転、頭が混乱するセン妄、物取られ妄想、幻覚と錯覚、見当識障害、記憶障害などです。

家族や身近な人が発症し、壮絶な体験をしたという人もいらっしゃることでしょう。高齢化が進む日本では、今後、さらに急激な増加が見込まれています。

認知症は、もっとも多いのがアルツハイマー病に由来するもので六〇〜七〇パーセント、次が血管性認知症とレビー小体型認知症で一〇～一五パーセント、そして、前頭側頭型認知症が約五パーセントと続いています。この四つを「四大認知症」と呼んでいますが、現在の医療では、認知症を根本的に治す治療法はないと言われています。

なお、認知症の患者数は、六五歳から五歳ごとに倍増しています。人口比で、六五～六九歳は二パーセント、七〇～七四歳は五パーセント、七五～七九歳は一一パーセント、八〇～八四歳は二四パーセント、そして八五歳が五六パーセントを占めています。老齢化が進むことによって驚くべき数字となるのです。しかし、早期発見によって発症を五年遅らせることができれば、その年齢層の患者数は半分に抑えることができるのです。

念のために言いますが、認知症は高齢者だけの病気ではありません。四〇代、五〇代の働き盛りでも発症することがあり、その場合は老年性の認知症よりも早く進行し、症状が重くなるという傾向があります。

認知症のリスク因子

認知症のリスク因子を見てみましょう。二〇一七年、医学雑誌「ランセット（*The Lancet*）」に、認知症を高めるさまざまな危険因子の相対リスクが掲載されました。「ランセット」とは、週刊で刊行されている査読制の医学雑誌で、世界でもっともよく知られており、評価の高い「世界五大医学雑誌」の一つです。

掲載した**図5-2**をご覧ください。横軸に記載している条件をもっている場合、認知症となる可能性が何倍高まるのかということが示されています。

このなかで意外と思われる危険因子が、一・九倍となっている「聴力の低下」です。聴力が低下するとコミュニケーション能力の低下につながり、その先に社会的孤立、鬱《うつ》病、そして認知症という可能性があるのです。

現在であれば優れた補聴器がありますので、早めに対応して、認知機能を過度に低下させないようにする必要があります。

図5-2　認知症リスク

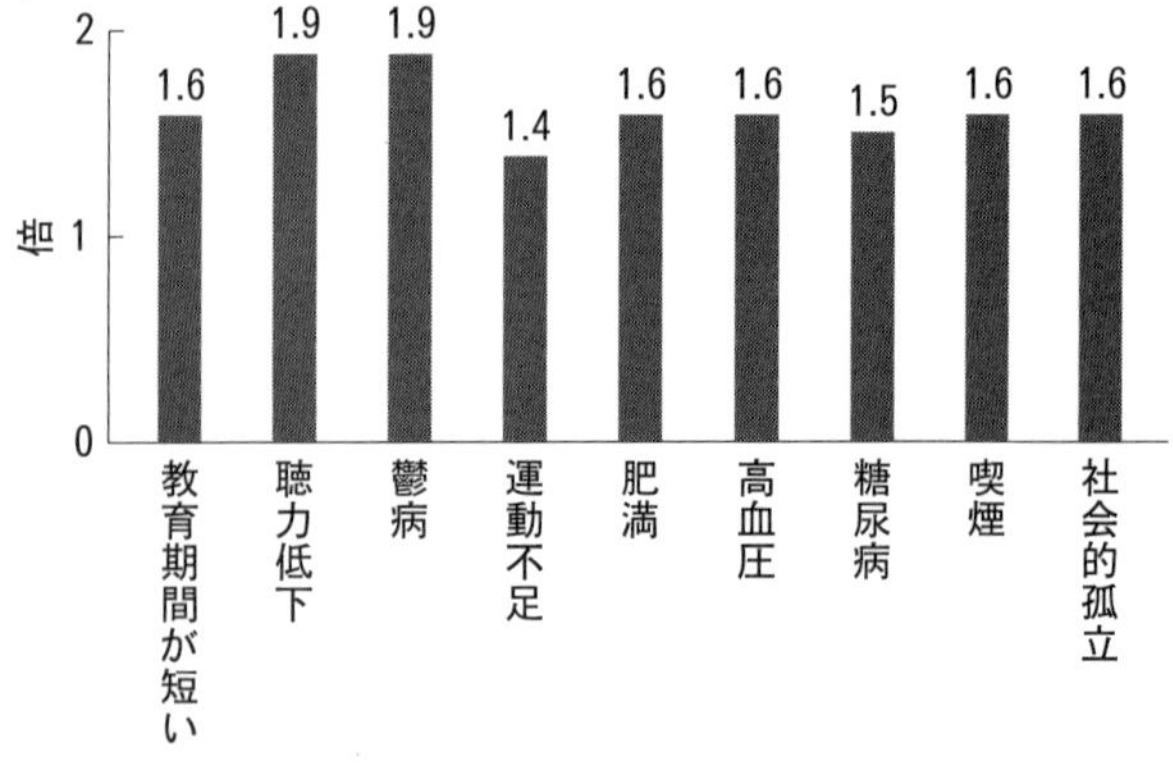

出典：Livingston G, et al. Lamcet. 2017 Jul 19

ＷＨＯの「認知機能低下と認知症のリスク減少の指針」

ＷＨＯ（世界保健機関）は、二〇一九年、「認知機能低下と認知症のリスク減少の指針」を初めて発表しました。医療提供者が、患者だけでなく認知症でない健康な人に対して、するべき項目として次のものを挙げています。

①有酸素運動と筋トレ、②禁煙、③バランスの取れた健康的食生活、④お酒の飲みすぎ注意、⑤脳トレ、⑥社会活動、⑦体重管理、⑧高血圧予防、⑨糖尿病予防、⑩脂質異常症予防、⑪鬱《うつ》病予防、⑫難聴予防

逆に、認知症のリスクを高めるのは、前掲の医学雑誌「ランセット」が指摘した糖尿病、高血圧などの生活習慣病で、リスクを低くするためには運動や食事などといった生活習慣の改善が大切となります。

楽観視することなく、今から認知症リスク低減のための行動をしましょう。そうすれば、脳の健康寿命も確実に延びます。また、脳の健康という面では、「何事に対しても意欲をもつこと」が大切となります。

食べ物、飲み物のすべてを一度見直す

ここからは、認知症リスク低減のための方法について説明していきます。もちろん、脳を鍛えることにもつながります。

認知症を予防するには、まずは口にする食べ物、飲み物のすべてを見直すことです。私たちが毎日口にしている食べ物や飲み物は、頭髪、骨、筋肉、脂肪、臓器はもちろん、神経細胞や神経伝達物質などもつくっています。そのため、粗悪な食事や偏った食事を続けていると、生活習慣病の原因となるだけでなく脳の働きも悪くなってしまいます。

脳の働きをよくするためには、まず脳のエネルギーとなる糖質、神経細胞の原料になるたんぱく質と脂肪、神経伝達物質の原料となるアミノ酸を摂る必要があります。そして、これらの働きを円滑にするためには、ビタミン、ミネラル、酵素も必要です。このことを頭に入れて、偏った食事を避ける必要があります。

おすすめする食材は魚です。とくに、青魚を食べる習慣があれば、認知症のリスクを大きく軽減できるとされています。これは、青魚に含まれるＤＨＡ（ドコサヘキサエン酸）やＥ

PA（エイコサペンタエン酸）といった「オメガ3系不飽和脂肪酸」が、脳神経細胞によい働きかけをするという作用があるからです。さらに、DHAには血液をサラサラにする働きがありますので、降圧作用や抗血栓作用もあります。

認知症を遠ざける食生活——植物性化学物質

青魚だけでなく、食べ物全体で老化から身体を守ることも重要です。酸化や糖化から身体を守り、老化を防止する方法を紹介しましょう。

第3章で紹介した活性酸素種などで、体が酸化して錆びることを防止するための方法です。結論を先に述べますと、それに対抗する抗酸化物質である植物性化学物質である「ファイトケミカル（phytochemical）」を積極的に摂取することが有効となります。

ファイトケミカルとは、植物が紫外線や昆虫など、植物にとって有害なものから体を守るためにつくりだされた色素や香り、辛味、ネバネバなどの成分のことです。必須栄養素ではないものの、身体によい作用を及ぼしますので、健康を維持するためにはぜひ摂取したい重要な成分となります。

表5-1をご覧ください。野菜や果物に含まれるファイトケミカルです。具体的には、ト

マトのリコピン、タマネギやニンニクの硫化アリル、ブルーベリーのポリフェノールなどがあります。

さらに、おすすめとなる食べ物と飲み物を紹介しましょう。

① **カレーライス**――カレーの黄色色素の成分であるクルクミンには強力な抗酸化作用があります。ピッツバーグ大学の調査によれば、カレーを常食するインド人は、ペンシルバニア州に住む高齢者に比べて、認知症・アルツハイマーの罹患率が四分の一であったということです。

② **サーモン**――強い抗酸化作用を示すアスタキサンチンが含まれています。

表5-1　ファイトケミカルが含まれる果物と野菜

カラーコード	ファイトケミカル	果物・野菜
赤色	リコピン	トマト
赤紫色	アントシアニン	ぶどう、ブラックベリー、赤ワイン
	ポリフェノール	ブルーベリー、ラズベリー
オレンジ色	α −、β −カロテン	人参、マンゴー、かぼちゃ
黄橙色	β −クリプトキサンチン	メロン、桃
	フラボノイド	みかん、パパイア、オレンジ
黄緑色	ルテイン、ゼアキサンチン	ほうれん草、アボガド、メロン
緑色	スルフォラファン、インドール	ブロッコリー、ケール
薄緑色	硫化アリル	ねぎ、たまねぎ、にんにく

出典：UCLA 人間栄養学センター（David Herber ら）の報告。「健康・栄養食品アドバイザリースタッフ・テキストブック」に掲載。

③**抹茶**——抹茶に含まれているテアニンとカテキンが、認知機能の低下を抑えると言われています。また、抹茶にはビタミンKも多く含まれています。

④**生野菜ジュース**——新鮮な生野菜ジュースには、抗酸化作用のあるカロテンやビタミンAやビタミンCなどが含まれています。言うまでもなく、食物繊維も豊富です。

これらの食べ物を意識して、日々の食生活を改善するようにしてください。といっても、とくに大都市で働いている人（男女とも）の場合は、毎日が忙しすぎて「いちいち考えていられない」ということもあるでしょう。毎日遅くまで働いて、コンビニ弁当ですませているという人であれば、

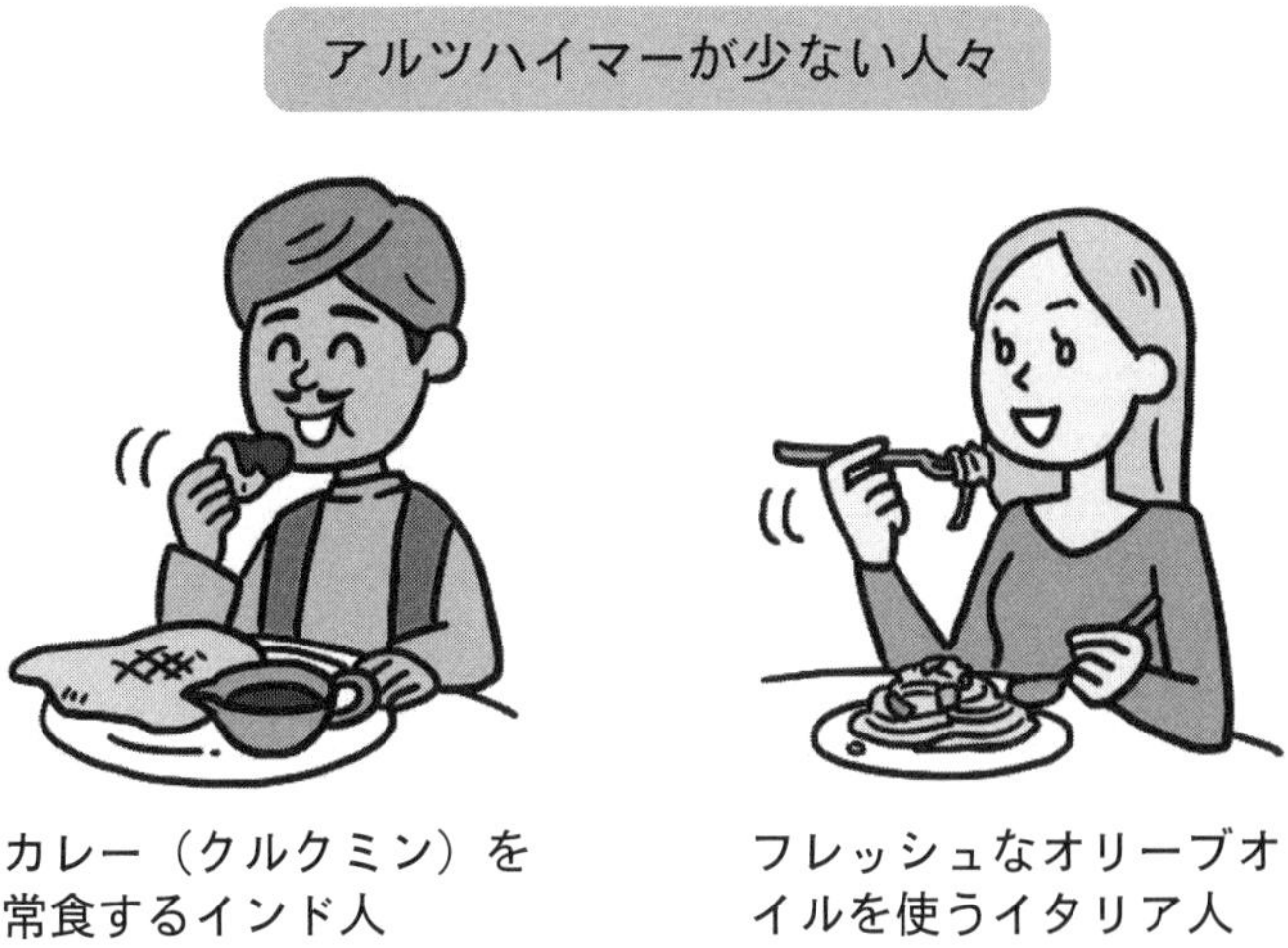
アルツハイマーが少ない人々
カレー（クルクミン）を常食するインド人
フレッシュなオリーブオイルを使うイタリア人

抗酸化成分が配合されたサプリメントを活用するようにしてください。

次は糖化についてです。身体が糖化して焦げることに対する防止策は二つあります。ホットケーキを焼かれたことがあるでしょう。フライパンで焼くとこんがりと焦げ目が付きますが、これを「糖化」と言います。私たちの体では、余分な糖が体を構成しているたんぱく質と結びつくと、「AGEs」と呼ばれる終末糖化産物（Advanced Glycation End Products）というものがつくられます。これが人間における糖化です。

AGEsは、肌のハリを支えるコラーゲン繊維を老化させ、シワやたるみの原因となったり、血管のたんぱく質を変性させ、さまざまな病気や老化現象の原因になると言われています。

防止策の一つ目は、これまでにも述べたように、砂糖たっぷりの缶コーヒーや清涼飲料水、お菓子、ケーキ、スイーツなどを減らし、糖質が余剰にならないようにすることです。「気を付けよう！　甘い言葉と甘いもの」です。

糖質はエネルギーを産生《さんせい》（細胞で物質が合成・生成されること）し、日常の活力源となりますので、まったく摂取しないと力が出ない状態となります。よって、主食（米など）の糖質に関してはきちんと摂るようにしてください。

もう一つの糖化防止策は、AGEsが多くなる料理を避けることです。AGEsは高温で調理すると大きく増えます。一番よいのは生食です。火を通すなら、煮る（茹でる）という方法がよいでしょう。焼いたり、揚げたりして高温になるほどAGEsは増えていくので注意してください。お肉も、「しゃぶしゃぶ」に比べると「鉄板焼き」のほうがAGEsは増えます。ついつい足を運んでしまうという焼肉屋ですが、たまには我慢するようにしてください。

日頃から、何を食べるか、どのように調理するのかと考えたり、レストランなどに行っても、調理方法を意識して料理を選べば脳の老化を大きく防ぐことができます。是非、老化防止のために日々の食生活を考え直してください。

マウスによる実験で、アガリクス群に認知機能の改善効果

食べ物の研究において、マウスにブラジル露地栽培アガリクスを飲ませた群とそうでない群に分けて水槽に入れてみました。その水槽には水面下に隠れた足場（ゴール）があり、マウスがその足場を見つけて、水槽から抜け出すのにどれぐらいの時間がかかるのかを計測しました。この実験を繰り返し行い、アガリクスの飲用群とそうでない群の認知機能を見たのです。

その結果、アガリクスの飲用群は、そうでない群に比べて認知機能の改善効果が確認され

ました。つまり、ゴールへの到達時間が早かったということです。この研究結果は、先にマウスのIGF-1濃度などを調べた名古屋市立大学の岡嶋研二教授らによるものです。

脳組織の約六五パーセントは油――よい油を摂ればボケ防止

次は、脳の機能や健康に大きな影響を及ぼす「脂肪」について触れましょう。食用油には「脂」と「油」があります。「脂」は常温時に個体で、主に動物性のバターや牛脂、豚脂、そしてココナッツ油がこれに含まれます。一方、「油」は常温時には液体で、主に植物性であり、種子や胚芽、果実から採った油、そして魚油などがこれに含まれます。

これら油脂には、主に次の五つの働きがあります。

❶細胞膜をつくる働き。

図 5-3　ゴールへの到達時間（秒）

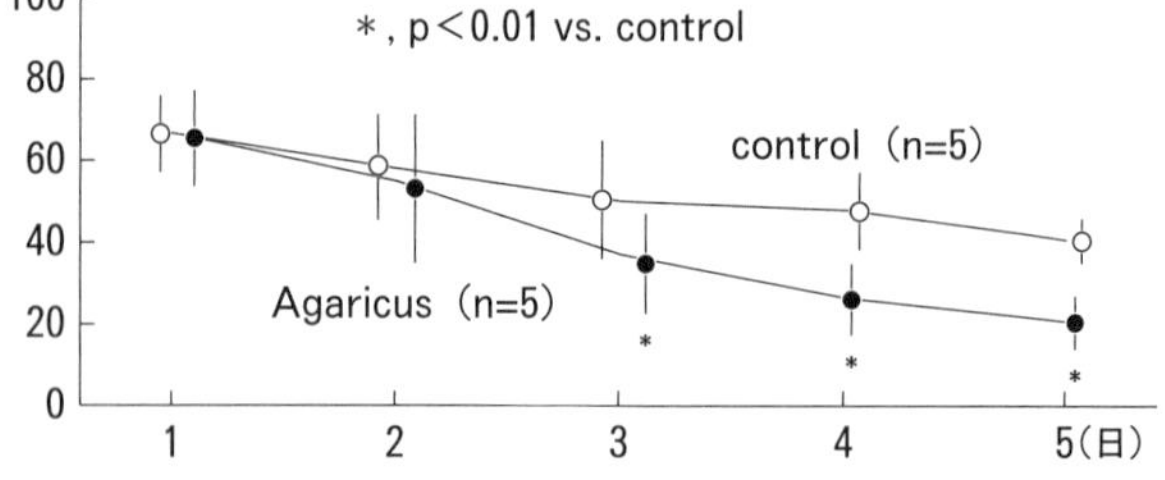

名古屋市立大学調べ（2011 年）。

❷脳・神経の働きを保つ働き。
❸血液をつくる働き。
❹体温を維持する働き。
❺肌、髪の潤いを守る働き。

第４章で脂肪酸の説明をしましたように、現代の食生活では「オメガ六脂肪酸」に関しては十分に摂取できていますが、「オメガ三脂肪酸」は摂取不足と言われていますので、意識的に摂ることが必要です。また、次のような報告もあります。「血漿中のオメガ三脂肪酸が低い成人は、アルツハイマー病などの認識機能障害と認知症のリスクが高くなる」、「必須脂肪酸（オメガ三脂肪酸とオメガ六脂肪酸）不足の子どもは読解力が低く、綴りや聴覚記憶において間違えやすい傾向がある」[1]という報告です。

オメガ三脂肪酸の一日の摂取目安量は一・六グラム～二・

悪い油を食している

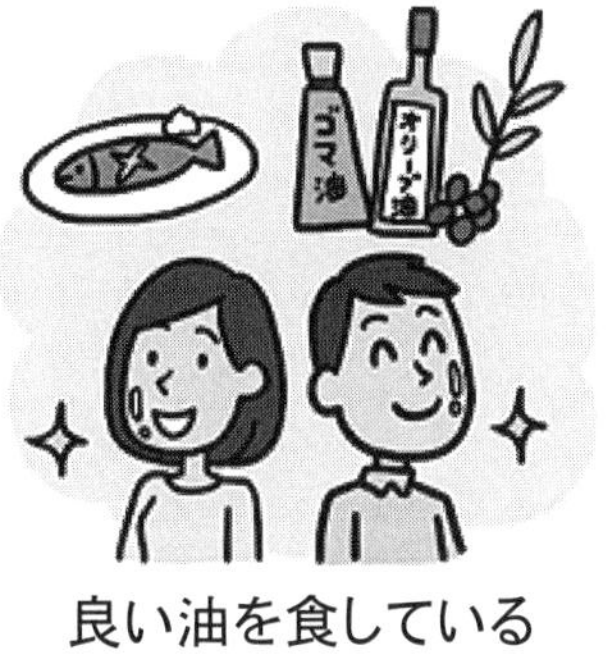

良い油を食している

四グラムですので、DHAやEPAのオメガ三脂肪酸は、一度に大量に摂取するよりも、毎日こまめに摂取することがおすすめとなります。

私は、悪い油（揚げ物などで何度も加熱し、酸化された油）を使用した揚げ物やカップラーメンを食べると、急に頭が痛くなり、体調が悪くなります。こうした経験からも、酸化された油が体や脳に悪いことは十分に証明されます。みなさんにも、このような経験があるのではないでしょうか。

人間の体には約三七兆個（他説あり）の細胞がありますが、その一つ一つが「細胞膜」という油で覆われています。要するに、脳組織や細胞膜が油を必要としているということです。とくに、脳組織の六五パーセントは脂質、つまり油でできています。油といっても、前述したように、体に良い油と体に悪い油があり、動物実験では悪い油を摂り続けていると脳にさまざまな悪影響をもたらすことが明らかになっています。

ここまで読まれたみなさんであればお気付きだとか思いますが、摂取する油によってシミやシワに影響するだけでなく、物忘れや認知症の予防にも大きく影響するということです。まずは、悪い油や古い油は避け、不足しがちなオメガ三脂肪酸を少量でもこまめに摂るようにしましょう。第4章に掲載した「**図4-11　油の種類と特長**」を参考にしてください。

脳を鍛えるには運動を

『脳を鍛えるには運動しかない！』（エリック・ヘイガーマンほか著、野中香方子訳、NHK出版、二〇〇九年）という本は、ハーバード大学医学部臨床精神医学准教授のジョン・J・レイティ（John J Ratey）博士が著したものです。この本に書かれている一部を要約して紹介します。初めて目にするような単語で出てきますが、大まかにご理解ください。

BDNF（脳由来神経栄養因子）が新たなニューロン（神経細胞）を作るための重要な要素である。BDNFは、シナプス(2)の近くの貯蔵庫に蓄えられ、血流が盛んになると放出される。その際に体内の多くのホルモンが招集され、その手助けをする。IGF–1（インスリン様成長因子）、VEGF（血管内皮成長因子）、FGF–2（線維芽細胞成長因子）といったホルモンだ。

（1）「BRAIN-BUILDING NUTRITION, 3rd edition, Micheal a. Schmidt PhD., 2007」を参照しました。
（2）神経情報を出力する側と入力される側の間に発達した、情報伝達のための接触構造のことです。

運動すると、これらの成長因子が血液・脳関門を通過し、脳内のBDNFと協力して学習にかかわる分子メカニズムを活性化させることが、ごく最近分かった。成長因子は脳内でもつくられて幹細胞の分化を促すが、運動中はその働きがより顕著になる。（前掲書、六五ページより）

BDNF（脳由来神経栄養因子）について、少し説明をしましょう。BDNFは、脳の神経細胞や脳に栄養を送る血管を形成する物質です。新しい神経をつくったり、脳を成長させたりする「脳の栄養物質」と考えれば分かりやすいでしょう。このBDNFは、運動することで脳の中で産生《さんせい》することが分かっていますので、メカニズム的にも「運動は脳にとって非常によい」ということになります。

運動と脳と心臓の関係

運動（脚）と脳、そして心臓の関係について触れましょう。

脚は「第二の心臓」とも言われています。心臓から遠いところにある脚ですが、歩行することで、心臓から送られてくる血液を全身の隅々まで送り届けるというポンプの働きをしています。また、血液を心臓に押し戻すという役割もしています。このように、脚は体の健康に大きくかかわっている存在なのです。

日常生活において積極的に歩くと、「心臓への血流がよくなる」→「心臓が元気になり、働きが活発になる」→「脳の血流もよくなる」といった流れが生まれます(3)。逆に使わないと、少しずつ脚は衰えていきます。衰えていくとますます歩かなくなり、悪循環に陥ってしまいます。無理をせず、脚を少しずつ鍛えましょう。鍛えれば鍛えるほど丈夫になります。

ところで、「脚」、「心臓」、「脳」には大きな違いがあります。心臓と脳は意識的にコントロールすることはできませんが、脚は意識して動かすことができるのです。「そんな当たり前のことを」と思われ

ウォーキングの効果

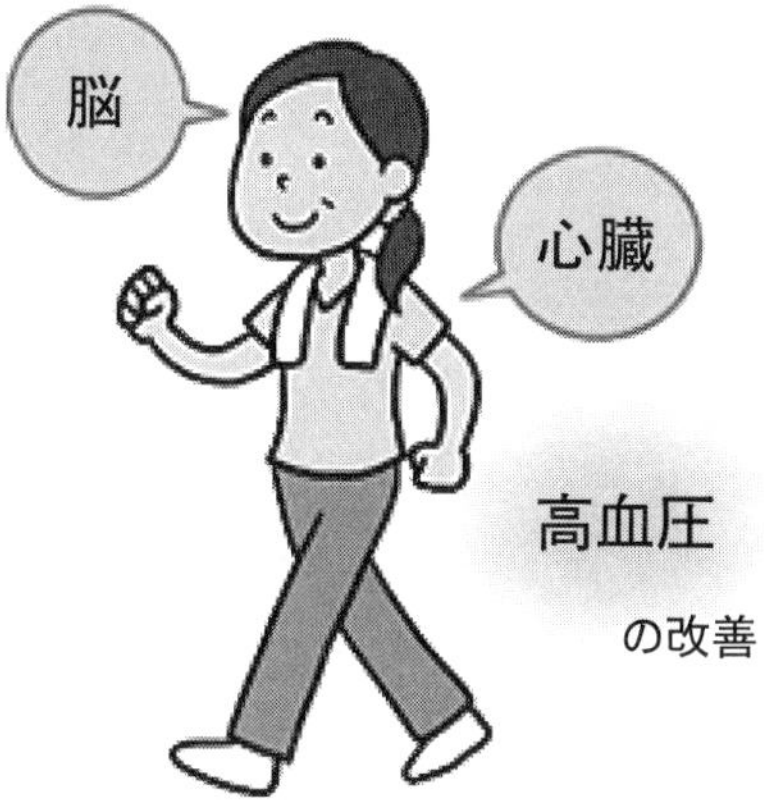

(3)『人生を好転させる発想と習慣32』天野 暁・荒井ヒロ子著、日之出出版、二〇一八年参照。

るかもしれませんが、前述したこと、つまり脚を継続的に動かすことでコントロールできない心臓や脳を元気にしたり、鍛えることができるということを意識されたことはありますか？　もしあれば、「運動不足だな」といったようなことはないはずです。何事も、意識することが重要なのです。

脳の血行がよくなると、脳の「海馬《かいば》」の神経細胞が増加し、脳の代謝が促進されることも分かってきました。また、歩く速さに関しても、中程度の運動であれば血液循環が急激にならず、心拍数や血圧を上昇させることがないため、規則的に継続すれば血圧の降圧作用が生じ、正常化することも分かっています（もちろん、個人差があります）。

脚を鍛える運動は、心臓や脳をはじめとして全身の健康にとっても大切なのです。是非、心掛けていただきたいところですが、中高年の場合は、ウォーミングアップを十分に行うほか、冬期は防寒対策などをしっかり取る必要があります。くれぐれも注意してください。

脳と体を同時に使うとさらに効果的

脳と体を同時に使うと、さらに効果が上がります。「国立研究開発法人　国立長寿医療研究センター」（四五ページ参照）が開発したものですが、脳と体を同時に使うことで認知症を予防、あるいは改善しようとするプログラム「コグニサイズ」というものがあります。

コグニサイズとは、「コグニション（cognition・認知）」と「エクササイズ（exercise・運動）」を合わせた造語です。「認知課題」をこなしながら運動をするというものです。運動によって健康を保ち、同時に脳の活動を活発にして、認知症の発症を遅延または改善させることを目的としています。

具体的には、「100－7＝93」とか「93－7＝86」などの引き算や、しりとりをしながら歩きます。または、踏み台を上り下りしながら引き算をしたり、ステップを踏み、踏んだ数が「3」の倍数になると手を叩くといったことなどです。

運動と同時に認知課題をこなすのですが、運動の方法や認知課題をたまに間違える程度のものが望ましいとされています。このプログラムを軽度の認知機能障害の高齢者に取り組んでもらったところ、多くの参加者の記憶力が改善したと言います。ただし、

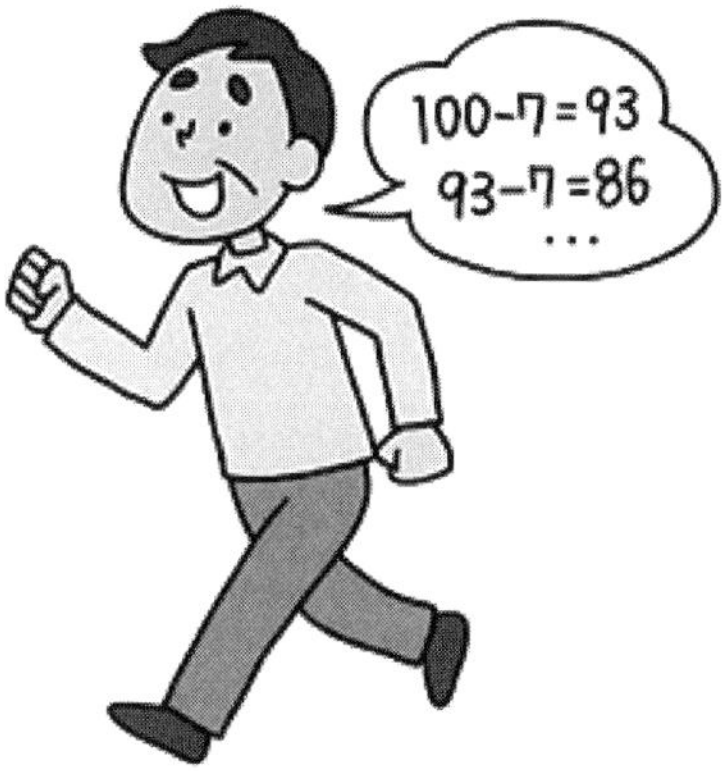

歩きながら100から7の引き算をする。
（頭を使いながら運動すると認知症の抑制になる）

行う場所には気を付けてください。車など交通量の多いところでは危険が伴いますので、自宅や交通量の少ない公園などがおすすめです。

低強度運動にも認知機能向上作用

筑波大学体育会系の研究グループは、ヨガや太極拳のような低強度の運動をたった一〇分間行うだけでも記憶力や認知機能が高まることを確認しました。対象となったのは、健康な二〇歳前後の男女三六人です。

低強度（最大酸素摂取量の三〇パーセント）の自転車漕ぎを一〇分間行った場合と、安静な状態で一〇分間座り続けた場合を比べたものですが、五分後に記憶力テストを行ったところ、自転車漕ぎ運動を行った人のほうが好成績を収めたのです。

対象者のうち、一六人に対しては記憶力テスト中に脳の画像検査（fMRI）も行いましたが、運動後は記憶をつかさどる海馬《かいば》の活動度が上がっていました。海馬の活動度が上がった人ほど記憶力テストの成績もよかったことから、低強度の運動でも脳の海馬は刺激を受け、機能が高まると考えられています。(4)

よい睡眠で認知症を予防しよう！

二〇一九年、学術誌「Science（サイエンス）」に、睡眠とアルツハイマー病の関係で、以下の二つの論文が掲載されました。「Coupled electrophysiological, hemodynamic, and cerebrospinal fluid oscillations in human sleep」と「Reduced non-rapid eye movement sleep is associated with tau pathology in early Alzheimer’s disease」です。睡眠とアルツハイマー病には深い関係があるようです。「睡眠中の脳内では、アルツハイマー病の原因の一つとされるアミロイドβなどの毒素が、洗い流されるように除去される」と言います。

アミロイドβとは、脳内でつくられるたんぱく質の一種で、アルツハイマー型認知症の発症に大きくかかわっていると考えられています。そのアミロイドβが、ノンレム睡眠（脳も身体も眠っている状態）のときに脳内から除去されるのですが、逆に睡眠不足だったり、眠りが浅かったりしてノンレム睡眠の時間が確保できないと、脳にアミロイドβが徐々に蓄積

（4）科学誌「Proc Natl Acad Sei U S A.2018 Oct 9:115（41):10487–10492」参照。

されてしまい、アルツハイマー型認知症の発症リスクが高まるという可能性があります。そう考えると、よい睡眠が認知症予防には必須となります。

それでは、「世界最高の睡眠研究機関」と呼ばれているアメリカ・スタンフォード大学睡眠研究所が発表している「最高の睡眠」を得るための方法を紹介しましょう。

「最高の睡眠」とは、具体的にはどのような眠りのことを言うのでしょうか？　短時間の睡眠が肥満や糖尿病、高血圧などといった生活習慣病に直結するという調査がある一方で、睡眠時間が長すぎると体に悪いというエビデンス（根拠）もあります。では、「最高の睡眠」とは何か、その答えを述べましょう。それは、時間ではなく、「脳・体・精神」を最高のコンディションに整える「究極的に質が高まった睡眠」となります。

眠りの質を握るのは最初の九〇分

人は眠りに落ちてから目覚めるまで、ずっと同じように眠っているわけではありません。眠りには、前述したように、レム睡眠（脳は起きているが体は眠っている状態）とノンレム睡眠（脳も体も眠っている状態）の二種類があり、それを繰り返しながら眠っています。

図5-4に示したように、寝ついたあとすぐに訪れるのがノンレム睡眠です。とりわけ、

最初の九〇分間に訪れるノンレム睡眠は、睡眠中においてもっとも眠りが深くなるときです。その後、レム睡眠とノンレム睡眠が交互に繰り返され、明け方になるとレム睡眠の出現時間が長くなってきます。

質の高い睡眠を得るためには、「最初の九〇分」をしっかり、深く眠ることが大切です。この九〇分の質さえよければ、残りの睡眠も比例して良質になります。もし、最初の九〇分が阻害されると、その後の睡眠は、スタンフォード大学の実験でも「計測不能となるほど乱れてしまう」と言います。

参考までに述べますが、寝る前に交感神経を刺激するテレビを見たり、スマートフォンを操作することなどは寝つきを悪くしますし、「最初の九〇分」という「黄金の眠り」にとっては大きな妨げとなります。質の高い睡眠を得るための具体策として、次

図 5-4　睡眠は「ノンレム」と「レム」の繰り返し

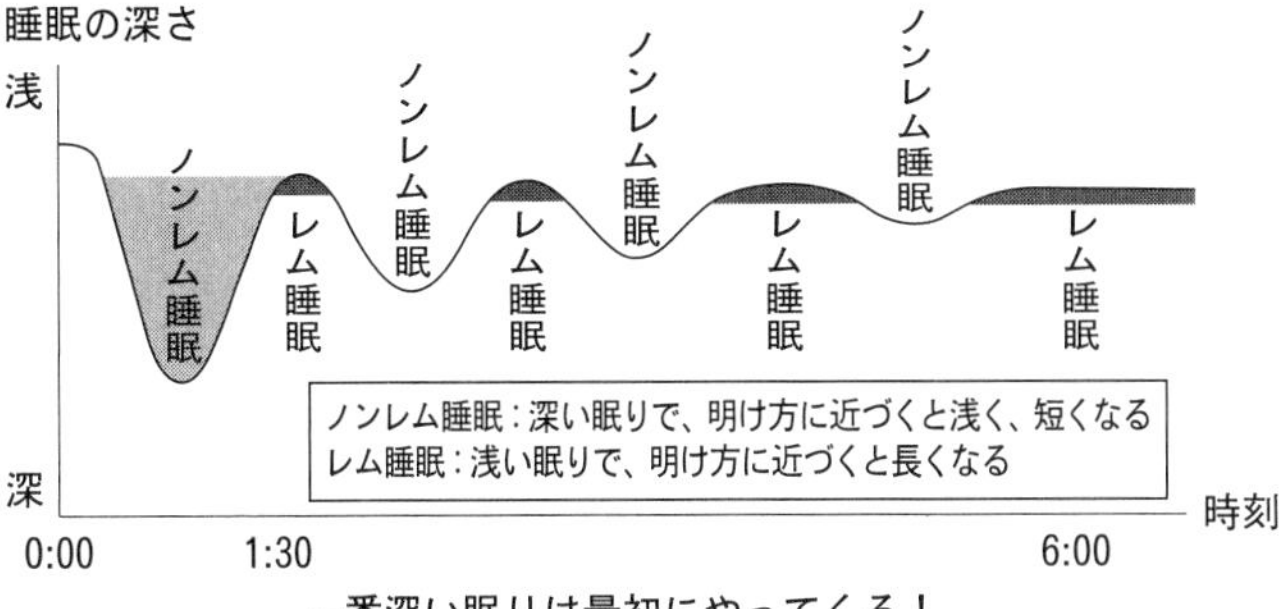

一番深い眠りは最初にやってくる！

出典：西野精治『スタンフォード式　最高の睡眠』サンマーク出版、2017 年。

のようなことに注意してください。

❶「就寝時間」、「起床時間」、「睡眠時間」を極力定めます。

❷週末の寝だめはNGです。長く寝るとしても、プラス一～二時間程度にとどめてください。生活リズムの乱れは「自律神経の乱れ」につながります。

❸入浴後（お風呂から上がったら）、九〇分以内に布団に入ってください。人は、体内深部の温度が下がると眠気が起こるようにできています。そのタイミングを利用して眠るのです。なお、身体の冷える日や季節は、もっと早く布団に入ります。

❹部屋を真っ暗にして眠ってください。

最初の九〇分に分泌されるホルモンが鍵

先ほど述べたように、最初の九〇分は「黄金の眠り」と言われており、寝ているだけで自律神経が整い、脳のコンディションがよくなります。また、脳下垂体からグロウスホルモン（成長ホルモン）がもっとも多く分泌されます。その量は、一日における分泌量の七〇～八〇パーセントだと言われています。

グロウスホルモンは、その名のとおり子どもの成長に関与するだけでなく、大人においてもも細胞の増殖や正常な代謝を促進させるといった働きがあります。また、育毛効果やアンチエイジング効果を発揮するIGF―1（インスリン様成長因子）を増やすといった作用もあります。

最初の九〇分のノンレム睡眠の質が悪かったり、外部から阻害されたりすると、自律神経が整わず、脳のコンディションも疲れたまとなり、グロウスホルモンも正常に分泌されません。

最初の九〇分にしっかり眠ることがいかに重要かお分かりいただけたかと思います。そう、しっかり眠れば、私の「若返る法」のきっかけとなった頭髪にもよい影響が表れるということです。

睡眠と頭髪の関係

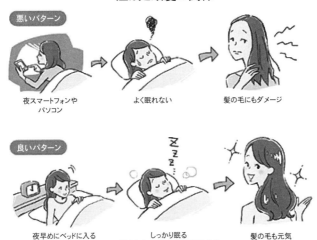

成長ホルモンの分泌も盛んになる
髪の毛も元気

悪いパターン
夜スマートフォンや
パソコン
よく眠れない
髪の毛にもダメージ
良いパターン
Z
Z
Z
夜早めにベッドに入る

日本人の睡眠時間は短い

ところで、日本人の睡眠時間は他国と比べてどうなのでしょうか。ある調査によると、フランスの平均睡眠時間の八・七時間、アメリカの七・五時間に対し、日本は六・五時間とされています。しかも、六時間未満の人が約四〇パーセントもいるとのことです。

スタンフォード大学の西野精治教授は、最低でも六時間以上寝るのがベストであり、六時間未満の短時間睡眠は、肥満や糖尿病、高血圧などの生活習慣病に直結し、短命になると言っています（前掲の『スタンフォード式 最高の睡眠』を参照）

質のよい睡眠は身体的ストレスから私たちを解放し、自律神経のバランスを整え、免疫力を高めてくれます。もちろん、脳の健康維持や若返る法にもつながります。それほど、睡眠の質は人生の質を左右するほどの力をもっているということです。

「認知症」と「ガン」は逆相関——ストレスとの関係

少し話はそれますが、「認知症」と日本人の死因トップの「ガン」は逆相関することが知られています。具体的には、ガン患者には認知症の症状を示す人が少なく、逆に認知症患者にはガンを発症している人が少ないということです。

因果関係は証明されていませんが、強いストレスを感じている人は免疫機能が低下するためにガンになり、他方、認知症になるとストレスから解放され、免疫細胞の活性が高まってガンになりにくいというわけです。

認知症になってからのストレスの解放ではなく、今、しっかりとストレス対処法を身に付けましょう。言うまでもなく、「認知症」と「ガン」はま、っ、ぴ、ら、ご、め、ん、の病気です。

ストレスとは……

それでは、ストレスについて考えましょう。

ストレスとは、外部から刺激を受けたときに生じる緊張状態です。外部からの刺激は、①温度、湿度、騒音などといった物理的なもの、②断眠、疲労、病気などといった生理的なもの、そして③人間関係がうまくいかない、仕事が忙しいなどといった社会・心理的なものに分類することができます。

第3章（六九ページ）でも述べましたが、アメリカの医療統計によれば、「病気の約九割はストレスが原因」だと言われています。日本でも、過労による自殺や心臓マヒでの死亡といったニュースが多く、「高ストレス社会」であると言えます。

元々ストレスは、天敵に襲われるような極限状態において、体を効率的に動かすために備わった機能のことを指していました。そのため、一時的な「急性ストレス（刺激）」を受けると免疫力が高まります。ところが、現代社会ではストレス要因が残り続け、蓄積される「慢性ストレス」が多くなっており、これが深刻な健康リスクをもたらしています。時には、命を奪ってしまう「キラーストレス」になる可能性もあります。

ストレスが病を発症させるというメカニズムは、過度なストレスによってさまざまなホルモンの分泌バランスが狂い、その作用によって、脳細胞や血管をはじめとするさまざまな臓器の機能が損なわれるというものです。言うまでもなく、抜け毛や薄毛もその一つです。そして、ガンの進行にもストレスが関係していると言われています。

ストレスブレーカーとプラス思考

では、ストレスへの対処法についてお話しましょう。まずは、万病のもととなる慢性ストレスを分断して、急性ストレスに変えるための「ストレスブレーカー」を導入するという考え方です。

ストレスブレーカーとして一番よいのは、ストレスの原因そのものを除去する方法です。たとえば、仕事がストレスの原因なら、そこから一時離れることです。効果は大きいのですが、現実的には、それを実施するのが難しいという難点があります。それ以外には、旅行、瞑想、温泉、ヨガ、映画鑑賞、エクササイズ、音楽などをストレスブレーカーとして使うことができます。

次は、ストレスに対する考え方や気持ちのもち方を変えることです。たとえば、AさんとBさんが同じ病気にかかったとしましょう。

Aさんはプラス思考で、「私は病気だけど、まだ手も足も動く。そうでない人に比べて恵まれている」と考えます。一方、Bさんは、「私はこんな病気になって、なんて不幸なのだろう」と考えます。もうお分かりですよね。この二人のストレスの差は歴然です。

このようなとき、Aさんのようなプラス思考の考え方や、運動（運動後は快眠につながります）、旅行、読書などを実践して、少しでもストレスから遠ざかってほしいものです。もちろん、親しい友人に話を聞いてもらうことも軽減につながります。普段の人間関係から自分に合ったストレスブレーカーを複数見つけておき、状況によって組み合わせることをおすすめします。

週に二時間自然に触れると健康度と幸福度がアップ

ストレスをためることほど無意味なことはありません。家の中で過ごすばかりでは、気が滅入ってしまう人も多いでしょう。二〇二〇年からのコロナ禍のように、行動が制限されるとストレスをため込んでしまうことになります。そんなストレスを解消するために、自然との触れ合いをおすすめします。自然豊かな環境に身を置くと、日常のストレスが癒されるという経験は誰にでもあるはずです。

この恩恵を得るために、遠方のリゾート地に行って過ごす必要はありません。たとえ短時間でも、週に合計二時間、身近な緑道や公園などを訪れて自然に触れると、少なくとも翌週の一週間は「自分は健康で幸福だ」と感じることができるはずです。ご安心ください。それを証明する研究結果がイギリスで発表されています。

「自然環境とのかかわり調査」の対象者となった一九八〇六人に、自然に接した前週の総時間と、現在の「健康状態が良いか悪いか」、「幸福感は高いか低いか」についての自己評価を聞きました。その結果、前週の自然への接触時間が一二〇～一七九分間の群は、接触なしの群に比べて、「よい健康状態」が一・五九倍、「高い幸福感」が一・二三倍となりました。

この恩恵は、週に二〇〇～三〇〇分間の自然への接触でピークに達し、それ以上長く接触しても、「よい健康状態」や「高い幸福感」は増えませんでした。また、一週間に一回の長い滞在か、数回の短い滞在かによる違いもなく、訪れた自然環境の種類による差もなかったということです[5]。

自然のなかでの適度な運動もおすすめ

身近な自然に触れることの効果、お分かりいただけたでしょうか。さらに効果を高めるために、適度な運動を取り入れることをおすすめします。

ここでいう「運動」は、ダイエットや体を鍛えるためのものではありません。自然を感じながら適度に体を動かすことでデトックス効果や森林浴効果が発揮され、リラックスできる環境をつくりだすという運動です。好きな音楽を聴きながら行うと、リラックス効果はさらに高まります。

みずみずしい新緑の青葉の色は「目の薬」と言われ、目の疲れを回復させるという効果がありますが、自然にはそれ以外にも大きな効果があるのです。是非、試してみてください。

（5）「Sci Rep.2019 Jun 13;9（1）:7730.」参照。

将棋、囲碁、麻雀、トランプ、オセロなどで脳トレ

手や指を動かし、脳のさまざまな部分を使う将棋、囲碁、麻雀などは、脳のトレーニングにおいて最大の効果を示すと言われています。卓や盤を囲み、対戦相手の手を読み、知識・経験だけではなく臨機応変に頭を使わないと勝つことができません。自分の脳力を総動員しなければならないので、このうえない「脳トレ法」となります。

最近は、これらのゲームをスマホやパソコンで行っている人が多いようですが、私としては、やはり実際に誰かと行うことをおすすめします。何といっても人間関係をつくるのに役立ちますし、相手の表情を見ることで刺激も大きくなります。同じゲームをしても、脳の働きが明らかに違うということです。

かつて、雀荘や碁会所といったところにたくさんの人が足を運んでいました。もちろん「賭け事」という意味もありましたので、社会的には「好ましくないところ」というレッテルが貼られていましたが、ゲームに臨む姿勢で行えば立派な「脳トレ」になるのです。とくに高齢者の場合は、それを目的とした「雀荘」までつくられていますので、お住まいの近く

で探してみてください。

また、もう一つ追加するとビリヤードがあります。やったことがあるという人であればご存じのように、このゲームには「歩く」という行為が加わります。先に述べた「自然のなかで運動」と同じことを楽しみながらすることができるのです。北欧諸国の高齢者施設には、ビリヤード台が設置されているところが多いのですが、その理由は、ここで述べていることに関係しています。

補足しておきますが、キューを突くという行為には物理学や数学の知識を無意識に使うことになります。極めれば極めるほど、脳は活発に働くようになります。

避けるべきはアルコールの過剰摂取

アルコールの過剰摂取は脳に障害を起こします。以下に記すのは、厚生労働省が発表している「e－ヘルスネット」の情報です。

以前から、大量に飲酒する人には、脳が小さくなるという脳萎縮が高い割合で見られることが知られています。最近の調査によれば、飲酒量と脳萎縮の程度には正の相関が見られることが報告されています。すなわち、飲酒量が増えるほど脳が萎縮するということです。この脳萎縮ですが、断酒することによって改善することも知られています。

また、萎縮以外の影響として、アルコールが加齢による記憶・学習低下を促進することが動物実験で証明されています。

イギリス・ケンブリッジ大学の研究チームが、アルコールの摂取がDNAを損傷して、ガンのリスクを高めると発表しました。ケンブリッジ大学のケタン・パテル（Ketan J.Patel）教授が率いるチームが、イギリス・MRC分子生物学研究所で行った研究成果を科学誌の「Nature（ネイチャー）」に発表しました。

これまで、アルコールを摂取すると分解する過程でアセトアルデヒドが生成され、それがDNAを損傷するといったことが、培養細胞を使った研究で確認されていました。しかし、そのメカニズムは明らかになっていませんでした。それを、パテル教授のチームがマウスを使って、生きている臓器の反応を確認したのです。これにより、納得のいく説明ができるようになったということです。[6]

要するに、アルコールは「認知症」だけでなく「ガン」にもよくないということです。厚生労働省では、適度な飲酒量は一日平均純アルコールで二〇グラム程度としています。二〇グラムとは、「ビールの中ビン一本」、「日本酒一合」、「チュウハイ（七パーセント）三五〇ミリ缶一本」、「ウィスキーダブル一杯」などに相当します。お酒好きにはちょっと厳しい量となりますが、過剰摂取は避けるようにしましょう。

歯周病対策で認知症予防

二〇一九年、九州大学大学院歯学研究院の研究によれば、重度の歯周病と認知機能の低下には相関関係があるとされました。歯周病の原因となる歯茎にある常在菌のジンジバリス菌が、脳内のアミロイドβの生産に関与していることが分かったのです。この研究は、二〇一九年、国際学術誌のオンラインジャーナル「Journal of Alzheimer's Disease」において発表されています。

歯周病は糖尿病を悪化させるということも分かっていますから、歯周病→糖尿病→アルツハイマー病といった病気の進行が考えられます。つまり、アルツハイマー病を予防するため

（6）「Nature」volume 553, pages171–177（2018）参照。

には口腔内《こうくうない》のケアが大事であるということです。

また、口腔内の衛生状態が悪くなると、増えた悪玉菌を多分に含んだ食物を胃に運ぶことになります。胃が弱っていると消化・殺菌ができず、腸まで口腔内の悪玉菌を送り込むことになりますし、その結果、腸内フローラを乱し、免疫異常、自己免疫疾患などを引き起こしてしまいます。要するに、口腔内の衛生を保つ歯磨きが想像以上に大切だということです。

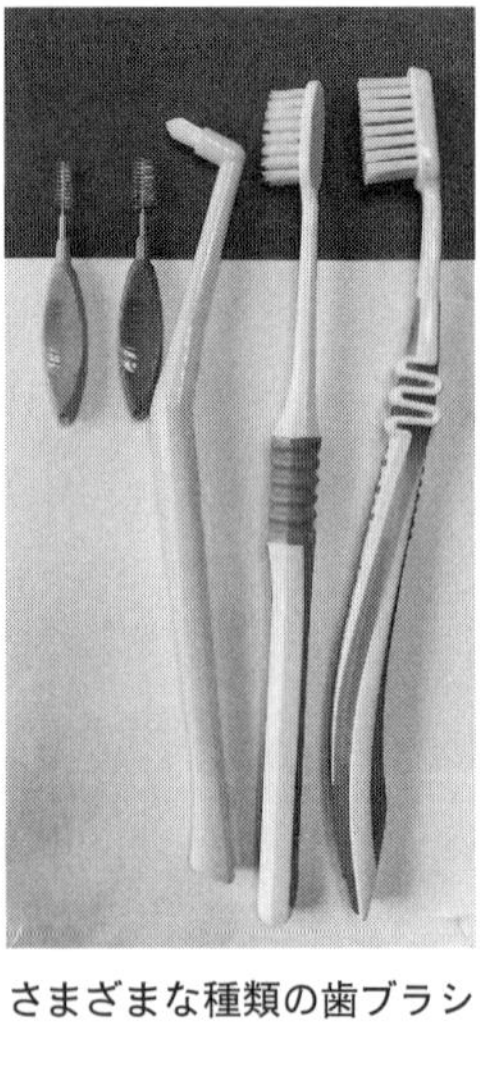
さまざまな種類の歯ブラシ

一本の歯ブラシで角度を変えて歯磨きするより、数種類の歯ブラシを使ったほうがプラーク（食べ物の残り滓）はよく取れます。毎食後、歯磨きをするという習慣をつけましょう。また、歯科クリニックでの定期的なクリーニングもおすすめです。

たかが歯磨き、と思わないでください。口腔内の衛生は、アルツハイマー病だけでなく免疫状態にも大きな影響を及ぼしているのです。

一〇人の百寿者

ここで、素晴らしい百寿者のみなさんをご紹介しましょう。

日本抗加齢医学会から、二か月ごとに情報誌「ANTI-AGING MEDICINE：アンチエイジング医学」（メディカルレビュー社発行）が届きます。そこには、アンチエイジングに関する世界のホットな情報や、最近の話題に対する興味深い情報が数多く掲載されています。

そのなかで私がとくに興味をもっていたのが、一〇〇歳以上の元気な人を日本抗加齢医学会の先生が訪問取材して書かれた記事、「百寿者に訊け！　長寿のヒケツ」のコーナーです。そこには、長年の日常生活で実践してきた「食や運動、趣味、考え方」などに関することが、百寿者の写真とともに掲載されていました（残念ながら、現在このコーナーはなくなりました）。

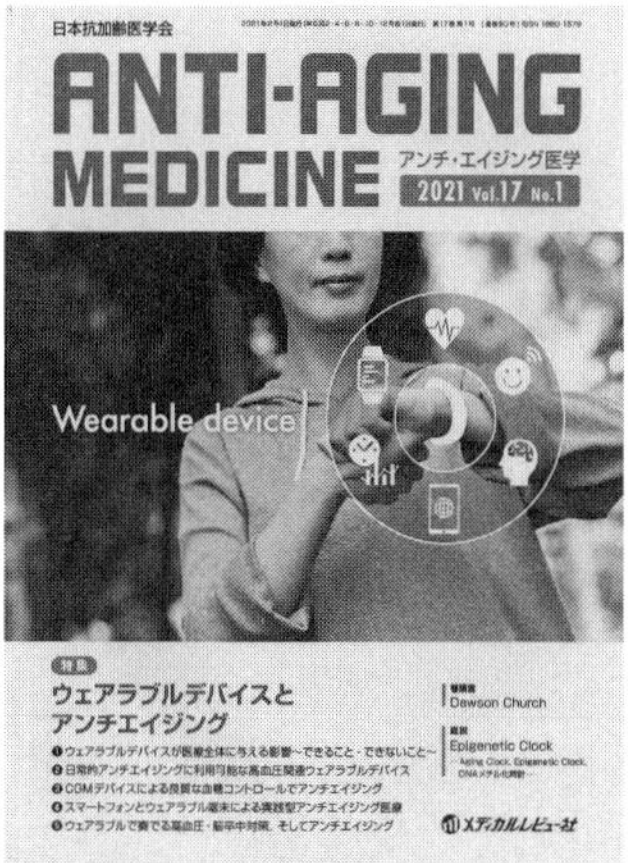

このコーナーに掲載されていた一〇人を連続してさかのぼり、共通点を探してみました。みなさんそれぞれ素晴らしい生き方をされていますが、とくに印象に残った三人のみなさんをご紹介しましょう。

Oさん（京都市在住・一〇七歳女性）——偏食はなく、うなぎ、お寿司が好き、ビーフステーキも好き。背筋がピンとして若々しい。美を保つことを心がけている。趣味は日本舞踏、六〇代で煎茶道、七〇代から習字をはじめる。おしゃべりも大好き。

Mさん（横浜市在住・一一四歳女性）——寿司とうなぎが好き。普通食をよく噛んで食べる。タバコは吸わない。お酒はワイン。クスリは飲んでいない。人との会話、踊りが好き。活動的な日常を過ごしている。楽しかったことは海外旅行。怒ったことはない。外交的でアクティブ。認知症の傾向は見られない。

Sさん（兵庫県在住・一〇一歳男性）——てんぷらも好きだが、野菜が一番好き。タバコは吸わないし、お酒も飲まない。姿勢を正すことを意識し、体操もしている。九〇歳を過ぎてから孫にパソコンを教わる。詩と短歌を長年書き続けている。感謝の気持ちを忘れず、人とのつながりを大切にしている。

右記の方を含む一〇人は、やはり女性が多くて九名、男性は一名でした。

一〇名のみなさんの共通点を探してみました。まず、食事は三食、野菜をしっかり摂っている。そして、意外にも多くのみなさんが肉を食べていました（歯も丈夫そうです）。運動に関しては、若いときからスポーツを楽しみ、日常では自転車や畑仕事をやっています（筋肉貯金がありそうです）。性格は、積極的でプラス思考と言えます。

趣味として、川柳、短歌、詩、読書、日記、新聞読み、写経、パソコン、歌、編み物、縫製など、頭を使うものをシニア世代になってからも楽しんでいます（認知症の予防につながっていそうです）。そして、タバコは吸わず、お酒は少々ということです。薬に関しては、飲んでいないか、飲んでいてもごく少量だということです。

このような共通点が挙げられるのですが、科学的にも裏付けされていることがあります。それは、肉を食べることです。肉は、中年期までは食べすぎに注意が必要とされていますが、シニア世代になると事情が変わっていきます。

次ページの**図5-5**に示したように、六六歳からは肉（動物性たんぱく質）を積極的に摂取したほうが「ガン」による死亡率を下げるという研究成果があるのです。六〇歳半ばからは、良質なたんぱく質である肉を積極的に摂ったほうがよいようです。

私がとくに感じたことは「美へのこだわり」でした。Oさん（一〇七歳・女性）は、「美を保つことを心がけている」と言います。まさしく、髪はふっさり、顔にはシワが少なく、背筋もピシッとしています。誌面の顔写真をお見せできないのが残念ですが、私から見ても「驚愕の若さ」です。美への強いこだわりは、このような結果をもたらすのだと強く印象に残りました。

さらに、百寿者から大いに学ばなくてはいけないのが積極性です。六〇代から煎茶道、七〇代から習字、八〇代から編

図5-5　動物性たんぱく質の摂取量と死亡率の関係

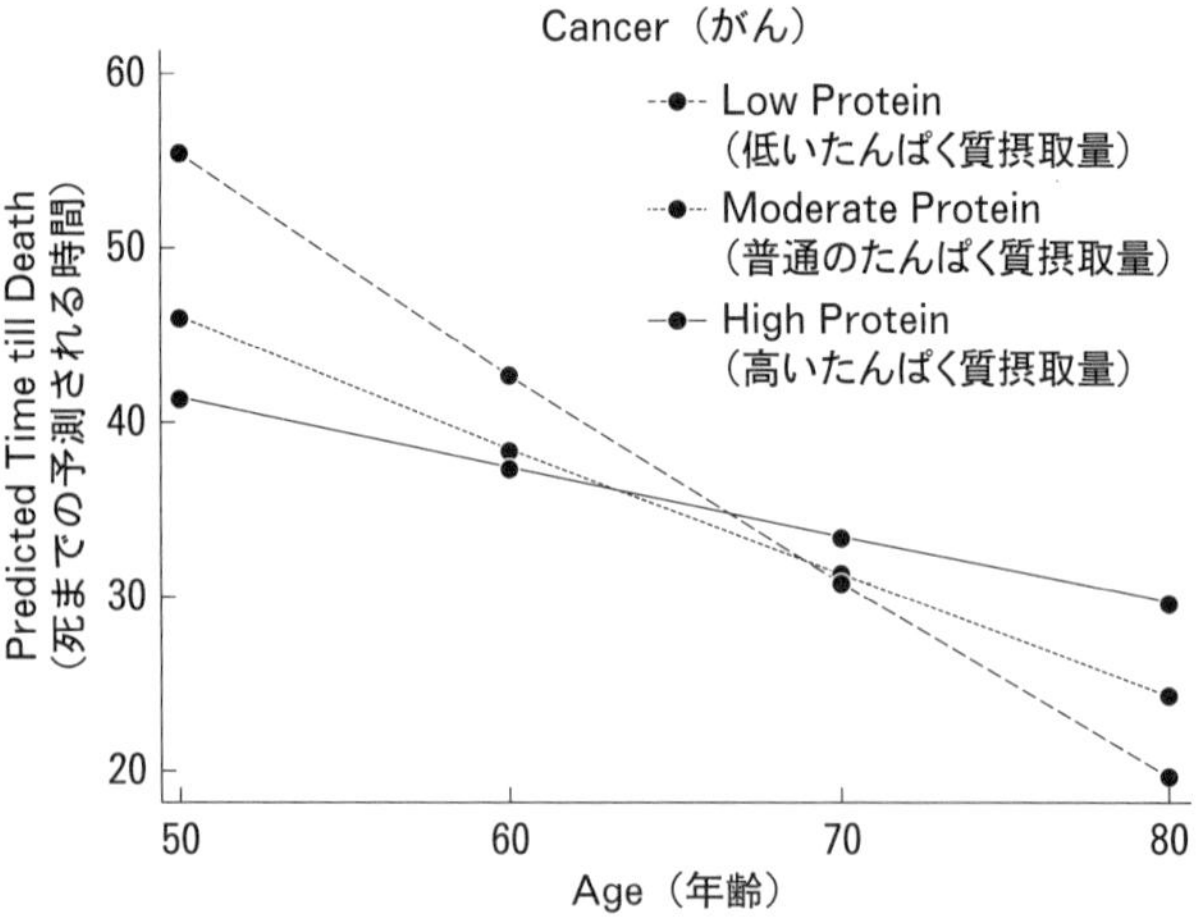

出典：日本抗加齢医学会雑誌「ANTI-AGING MRDICINE」2017年2号に掲載された論文「Cell Metab.2014;19:407–17」より。

み物、九〇代からパソコンをはじめたという百寿者のみなさんにはひたすら驚いてしまいます。若い世代の方々には、日常生活の改善や新しい運動習慣などできそうにもない、と思っている人が多いと思いますが、この方たちはどうでしょう。八〇代、九〇代から新しいことをはじめているのです。

「先人に学ぶ」、この言葉しか出てきません。食事、運動、趣味、性格など、いくつになっても若々しい人生を楽しむうえで参考となります。これからの人生プランを考えるときに是非役立てください。

脳の使い方で認知症は予防できる！

次は、認知症予防のための「脳のアンチエイジング習慣」について説明していきます。ここでは、「ナン・スタディ（修道女研究）」という、認知症に関する有名な研究を紹介します。この研究は、アメリカのノートルダム教育修道女会に所属する、七五〜一〇六歳の修道女六七八名を対象にして行われました。

対象者は、年に一回、身体能力と精神能力の詳しい検査を受け、修道院に保管されている個人記録や医療記録も提供されました。また、本人たちの了解を得て、死後には脳の解剖も行っています。この調査結果に、教育水準とアルツハイマー病の関係が如実に表れていたのです。

一例を紹介しましょう。この研究の協力者で、一〇一歳で亡くなったシスター・マリーは、認知症と見られる症状もなく、亡くなる直前まで知能テストにおいて高得点を獲得していました。ところが、死亡後の病理解剖では、彼女の脳はアルツハイマー病にかかっており、委縮が進んでいたことが分かったのです。

アルツハイマー病にかかりながらも、認知症と見られる症状が発現しなかった理由は、若いころから老年期に至るまで、知的な活動を活発に行っていたからではないかと言われています。

この結果から考察されるのは、日頃の脳の使い方次

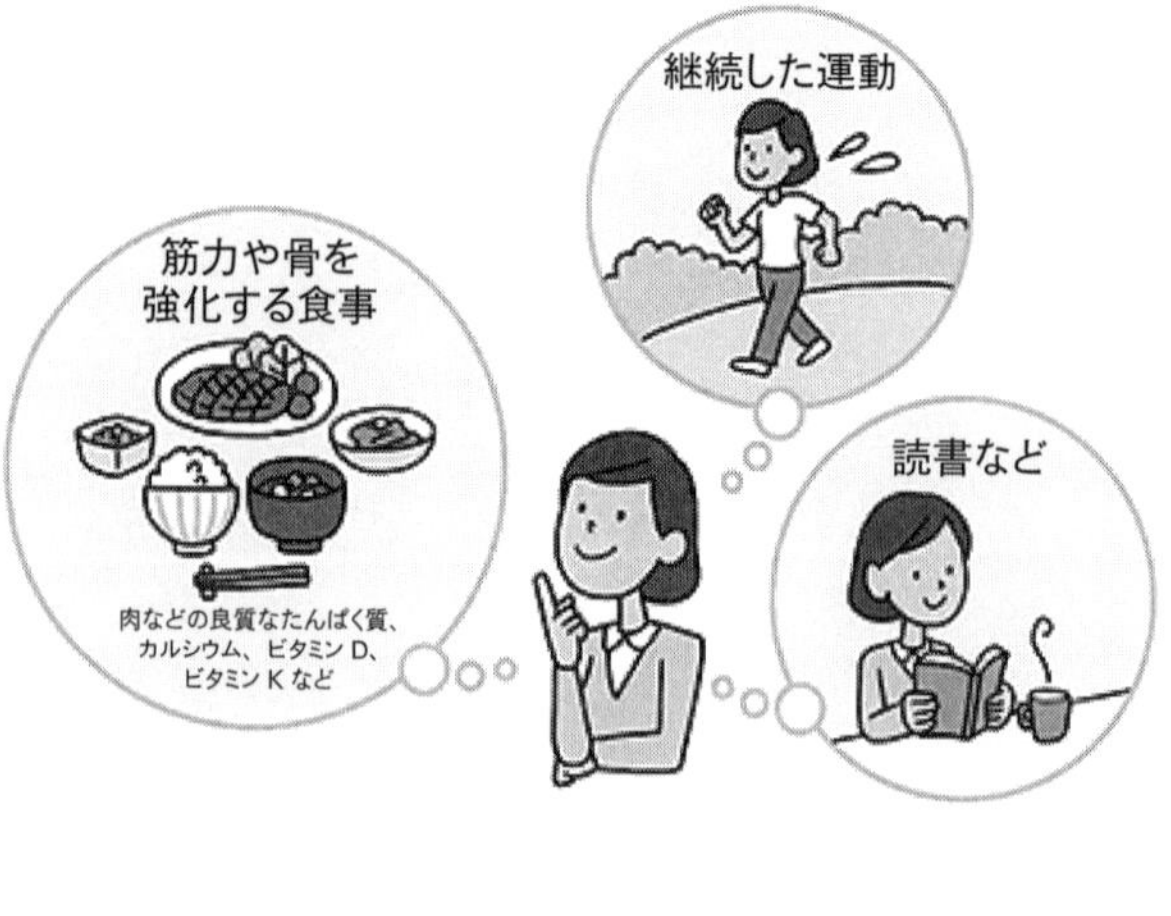

第で、脳の萎縮した部分をほかの部分によって補うことができるということです。つまり、脳を使うように努力することが、認知症の予防には大切だということです。

さまざまな「学び」は、言うまでもなく脳を使うことになり、認知機能の維持、認知症の予防に大きな影響をもたらす可能性が高まります。年齢にかかわらず、何かを学ぶ機会を積極的につくるようにしましょう。

もちろん、読書も立派な知的活動です。意味なくテレビを見たり、ルーティンとなっている仕事をこなすだけでなく、図書館などに行ってよい本を探してください。「よい本」とは何かという質問が届きそうですが、その答えは、「読めば読むほど分かる」となります。

何事においてもそうですが、「継続」の先には潑剌とした人生が待っているのです。

第6章

心「トキメク未来」を実現するために体力を鍛えよう！

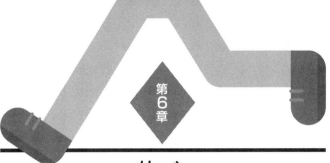

念願のマチュピチュ旅行

二〇〇二年八月、いつかは行きたいと思っていた世界遺産「マチュピチュ」に行く計画を立てました。ブラジルのキノコ農場を研究ミーティングで訪れたあと、帰国の途中に立ち寄るというものです。

一九九六年に初めてブラジル露地栽培アガリクスを育てている農場を訪れて以来、その後も何回か同じ農場を訪問しています。そのとき、農場のみなさんから「世界遺産のイグアスの滝は、是非見ておきなさい！」とすすめられ、ブラジルとアルゼンチン国境にまたがる「イグアスの滝」を見学したことがあります。

この滝、とてつもなくスケールの大きな滝でした。完全に度肝を抜かれました。日本では味わうことのできない大自然です。「こんな世界があるんだ」と初めて知り、自分の見識の狭さを痛感したというのが正直なところです。

少しでも視野を広げたい！　そんな想いから、「空中都市」と言われている神秘の「マチュピチュ」には是非行きたいと以前から考えていましたので、二〇〇二年の旅行計画は、私にとって念願が叶ったことになります。

日本からだと、通常、ペルーの海岸に面した首都リマに行き、そこからクスコ（かつてのインカ帝国の首都）経由でマチュピチュに行くことになります。しかし、私の計画は、ブラジル・サンパウロ空港からボリビアの首都ラパス空港に飛ぶというものでした。そこからは、小型マイクロバスでプーノへ行き、チチカカ湖周辺を観光したあとにペルーのクスコへ行き、クスコから登山列車で空中都市マチュピチュに移動するというもので、通常とは反対の行程でした。しかも、強行スケジュールです。バスでの長時間の移動、いやはや疲れるものです。

さらに、この計画には大きな問題点が二つありました。

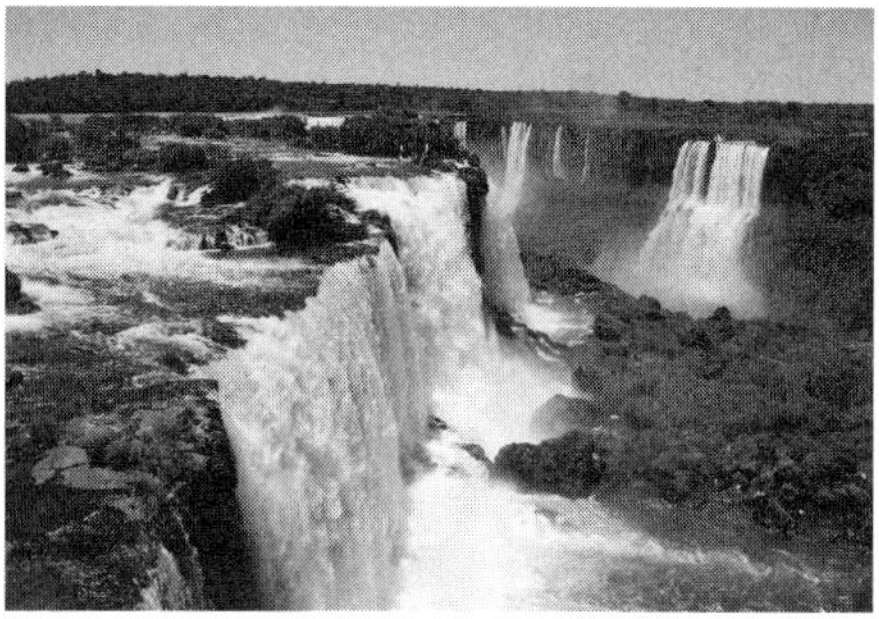

最大落差80メートル。「イグアス（Iguazu）」とは、先住民であるグアラニ族の言葉で「大いなる水（Y Guazú）」という意味。掲載した写真は、ブラジル側から見たもので、右奥はアルゼンチン側。左側の裏奥（アルゼンチン側）に最大規模の滝「悪魔の喉笛（Garganta del Diablo)」がある。

一つは標高の高さです。ラパス空港は海抜四〇〇〇メートル、宿泊するラパスの町は三六〇〇メートル、次の宿泊地である町プーノは三九〇〇メートル、チチカカ湖は三八九〇メートル、そして、ペルーで宿泊するクスコは三四〇〇メートル、目的地のマチュピチュでやっと二四三〇メートルとなるのです。そう、すべてのところの標高が高く、空気（酸素）が薄いのです。目的地に着くまで、富士山（三七七六メートル）以上のところで何日か過ごすことになります。

もう一つは、私自身の体力がどれだけ強化されているかという問題です。しかし、こちらに関しては、これまでに述べてきたように若返りを決意し、食事などの生活習慣を見直し、運動に関しても七年以上にわたって継続して行っています。その結果、一分も走れなかった私は、三年後には一〇キロ、七年後となるこの時点ではハーフマラソン（二一・一キロ）のレースに挑戦するほどまでになっていました。

また、最初にブラジルに行った七年前は、腰痛ベルトを巻くなど体の保全に気を遣っていましたが、その腰痛も完全に消え、体調は見違えるほど良好な状態でした。

とはいえ、熟慮したのも事実です。そのうえで計画実行を決断しました。すると、友人二名から「是非、一緒に行きたい」という申し出がありました。ブラジルの農場からも、堆肥工場の責任者であるカルロスさん、それとブラジルの農場と日本の窓口をやっていただいていた、今は亡き今井庸浩さんが参加することになりました。

今井さんとは、ブラジルでバレーボールを教えた人です。オリンピックにおいて多くのメダルを獲得するほどブラジルチームが強くなったことから、「ブラジル・バレーボールの父」と呼ばれ、ブラジル政府から勲章が授与された人です。

日本での功績も大きいです。以前は、日本のカメラメーカー「ヤシカ」の女子バレーボールチームのコーチをしていました。当時、「男子である自分の打つボールを止めることができたら、ニチボーのボールも止められる」として、特訓の結果、世界無敵「東洋の魔女」と言われた「ニチボー貝塚」の二五九連勝にストップをかけた人です。また、同じくコーチとして参加したメキシコオリンピック（一九六八年）では、日本チームに銀メダルをもたらしました。

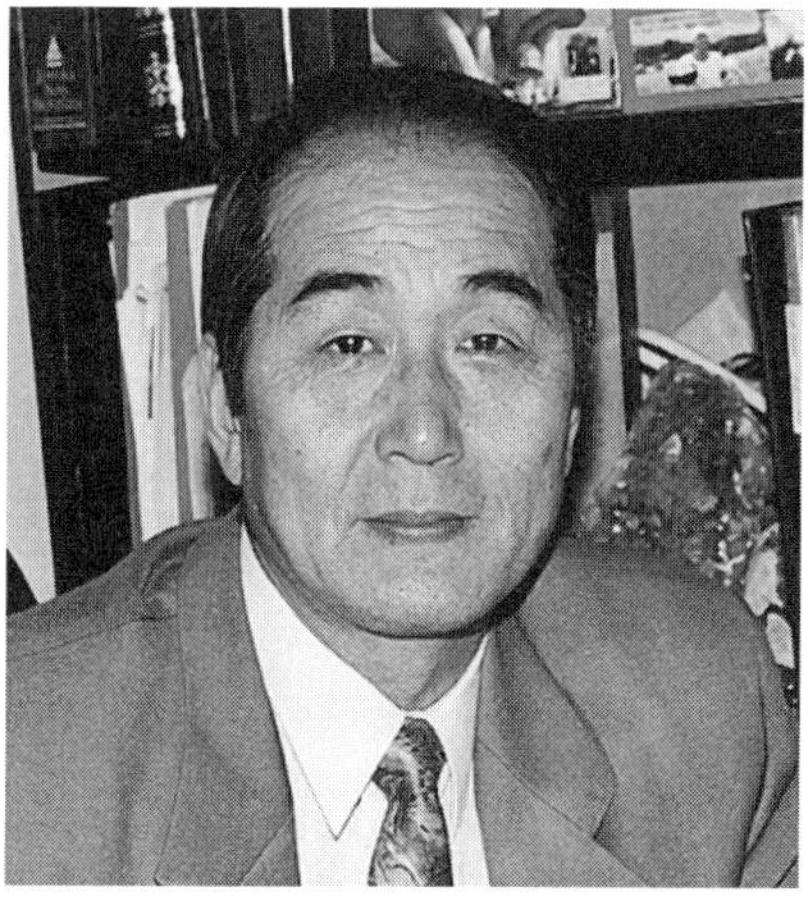
今井庸浩さん（1944〜2016）

このような人も含めて、総勢五名で計画を実行することにしたのですが、海抜約八〇〇〇メートルのサンパウロ空港からボリビアのラパス空港に降りたった途端、二人が高山病になってしまいました（幸い、症状は軽かったです）。そして、チチカカ湖から湖に浮かぶ「太陽の島」に行く船中、「お酒は飲まないほうがよい」と私が止めたにもかかわらず、ビール（小瓶）を飲んだもう一人が高山病になってしまいました。

高所でお酒を飲んではいけません！　空気（酸素）が薄いところでアルコールを摂取すると、呼吸が抑制され、酸素を体内にうまく取り込むことができなくなるからです。

道中、平気だったのはカルロスさんと私だけでした。とはいえ、私もまったく平気というわけではありません。ラパスのホテルで寝るとき、空気の薄さを感じたのです。明らかに息苦しいのです。ホテルのスタッフからは、そのようなときは「コカ葉のお茶を飲むとよい」とすすめられましたが、「麻薬の一部では？」と考えて飲みませんでした。

そこで、空気が薄いなら、その分たくさん空気を吸ってやろうと考えたのです。意識して、ランニングをするときの呼吸法に変えました。

「フ〜ッ、フ〜ッ、ハ〜ッ、ハ〜ッ」

二回強く吐いて、二回強く吸う方法です。五〜六分もすると楽になり、いつの間に眠りに就きました。この成功例は、その後に行った登山でも使うことができました。パルスオキシメーターで動脈血酸素飽和度（SPO2）を測ると、私の場合、標高四〇〇〇メートルまで登ると80ほどに下がりますが、上記の呼吸法に切り替えると、すぐに数値が100近くまで戻りました。

ちなみにですが、この呼吸法は、二〇一九年のNHK大河ドラマ『いだてん』（主演・六代目中村勘九郎）の主人公、金栗四三《かなくりしそう》選手（一八九一～一九八三）の呼吸法と同じであったことに驚きました。また、スポーツ選手が高地トレーニングを取り入れている理由もよく理解できます。

さて、五人の旅ですが、標高が下がったマチュピチュでは、全員が走り回ってもまったく問題がないくらいすこぶる元気でした。幻想的な空中都市マチュピチュを端から端まで見て回り、このような山の中にどのようにして街を築いたのか、そして滅びたのか……さまざまな考えが頭をめぐりました。学校の授業では教えてもらったことがないリアルな世界史が、目の前に広がっているのです。本を著している私が言うのも変な話ですが、このときの感動を言葉にすることはできません。

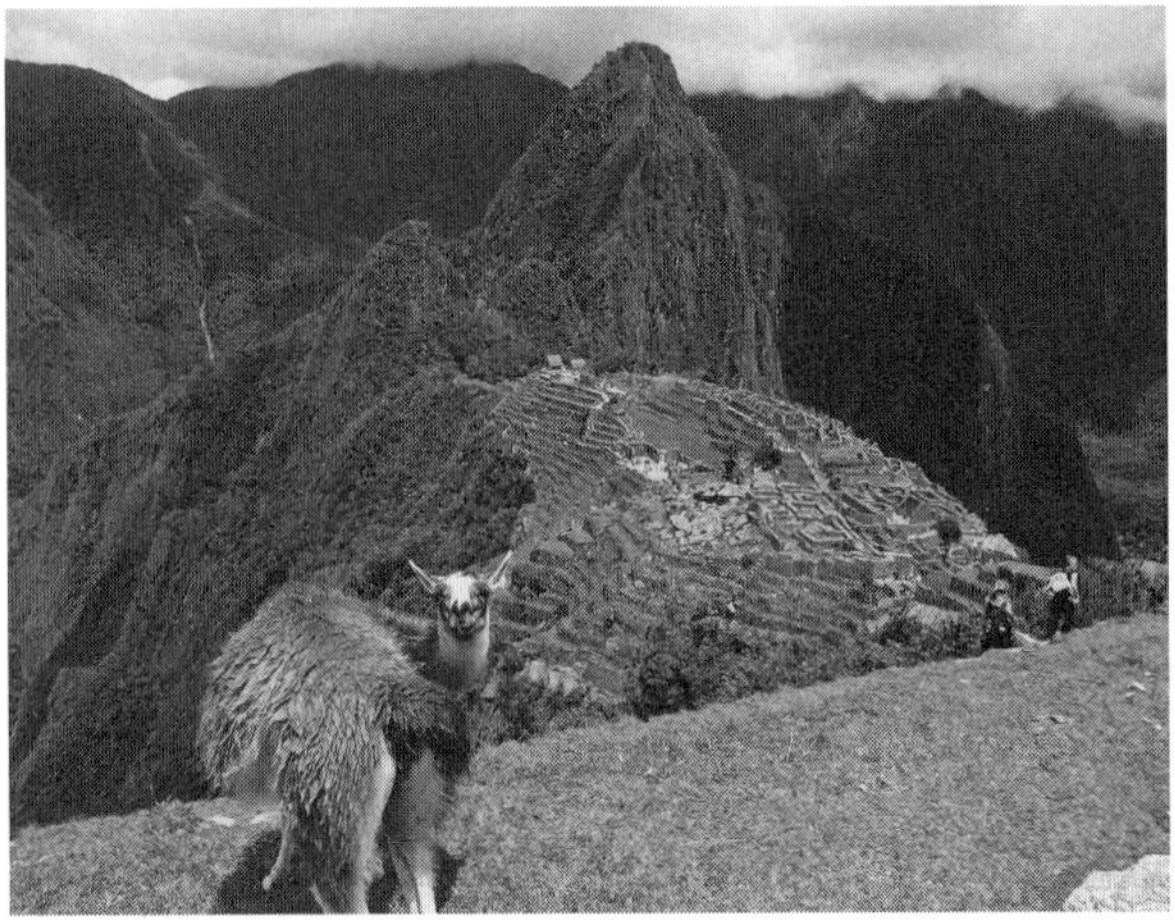

幻想的なマチュピチュ

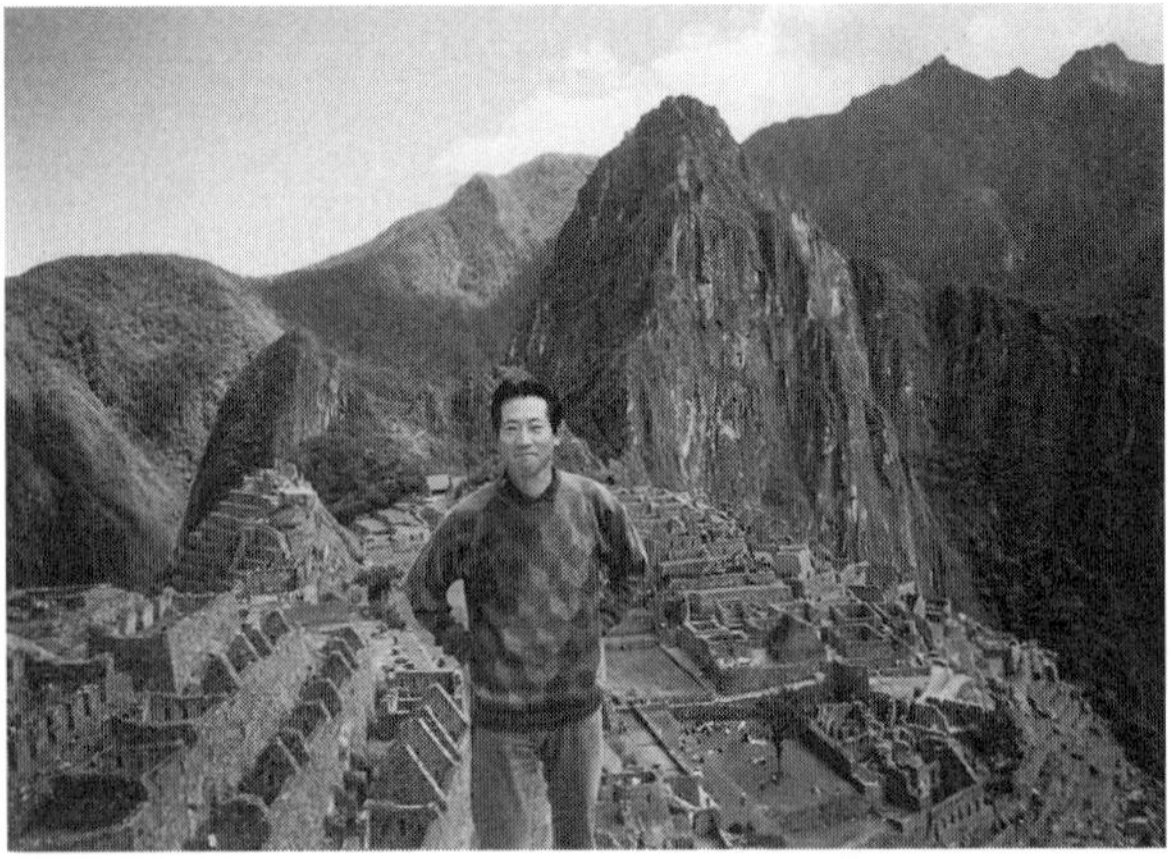

空中都市マチュピチュに立つ筆者

それにしても、旅はやはりいいですね！　いろいろな国の人々と交わることで見識が広まりますので、このうえなく楽しいものです。ついつい、次々と行きたい候補地が頭に浮かんできます。

マチュピチュでさまざまな遺跡を見学しているとき、一人の日本人らしき六〇歳代の男性と出会いました。あまりにも顔色がすぐれない様子でしたので、思わず声をかけてしまいました。

「日本の方ですか？　大丈夫ですか？」

「日本人です……大丈夫です」と、その方がゆっくりと答えます。

「お一人ですか？」と私が尋ねると、

「一人です……。妻は……クスコで……高山病で寝ています。夫婦で……ここに来るのが夢だったのです……」

ゆっくりとした返答、なんとも悔しそうな感じがしました。ご本人の心境を考えると、可哀そうで何と言ってよいか分かりません。それに、ご本人にも高山病の症状が出ているようで、なんとも辛そうでした。そこで、もう一度声をかけました。

「本当に大丈夫ですか？　お手伝いできることはありませんか？　遠慮なく言ってください」
「本当に……大丈夫です」

国民性なのでしょうか、日本人は大丈夫でなくても「大丈夫！」と言うところがあります。心配ではありましたが、ご本人が「大丈夫！」と言う以上、お節介になるのでこれ以上の会話をすることなく別れました。

さて、このご夫婦、一緒にマチュピチュを見るという夢は叶わなかったと思われます。私も、体力がなければ同じような状態になっていたことでしょう。七年前の腰痛もち
の状態であったら絶対に無理だったでしょう。ある物事に挑戦する、余裕をもって楽しむ、そのためにはそれなりの体力が必要ということを痛感した一場面であったと言えます。

それにしても、体力が強化され、元気になると発想が大きく変わるものです。チャレンジ精神が湧きあがり、行動範囲も想像以上に広がります。腰痛で家のソファから動かない、いや動けない「ぬれ落ち葉」状態では、旅行をしようという発想すら出てきません。体力がある、体力がない――この違いには雲泥の差があるのです。

このときのマチュピチュ旅行は、体力・行動力の面において、不安視していた私に大きな

自信を与えてくれました。また、旅行の楽しさを久しぶりに満喫しただけでなく、再認識できることになりました。

日頃行っている体力強化という努力が、このようなハードな状態において報われるということを痛切に感じたわけですが、このあたりから、日本国内はもちろん海外の自然遺産や文化遺産などに多大なる興味をもつようになりました。TBSテレビで毎週日曜日に放送されている『世界遺産』は必ず見る番組となりました。もし、番組で見た自然の力、文化の力、歴史の重さを実際に目にすることができれば、前述したように、言葉では言い尽くせないほどの感動を味わうことができるのです。

楽しめない人生、悲しい人生

二五年前、娘の言葉に一念発起しなかったら、私はどうなっていたでしょうか？　ひどい腰痛もちで、歩く姿はペンギンのヨチヨチ歩き、何ら改善策も行わずにそのまま日々を過ごしていたら、間違いなく「フレイル」へ一直線だったでしょう。今、思うと、娘のひと言に救われた、ということになります。

超高齢化社会におけるフレイル問題

さて、あなたは、今述べた「フレイル」という言葉を聞いたことがありますか？「公益財団法人　長寿科学振興財団」[1]の健康長寿ネットによれば、「フレイル」とは「加齢により心身が老い衰えた状態」のこととなっています。このフレイル、早く介入して対策を行えば元の健常な状態に戻る可能性があります。高齢者のフレイルは、生活の質を落とすだけでなく、さまざまな合併症も引き起こすという危険性を伴うことになります。

図6-1をご覧になるとお分かりのように、フレイルは健康な状態と日常生活でサポートが必要な介護状態の中間を意味します。今後さらに進むことになる日本の超高齢化社会に

図6-1　フレイルの位置づけと流れ

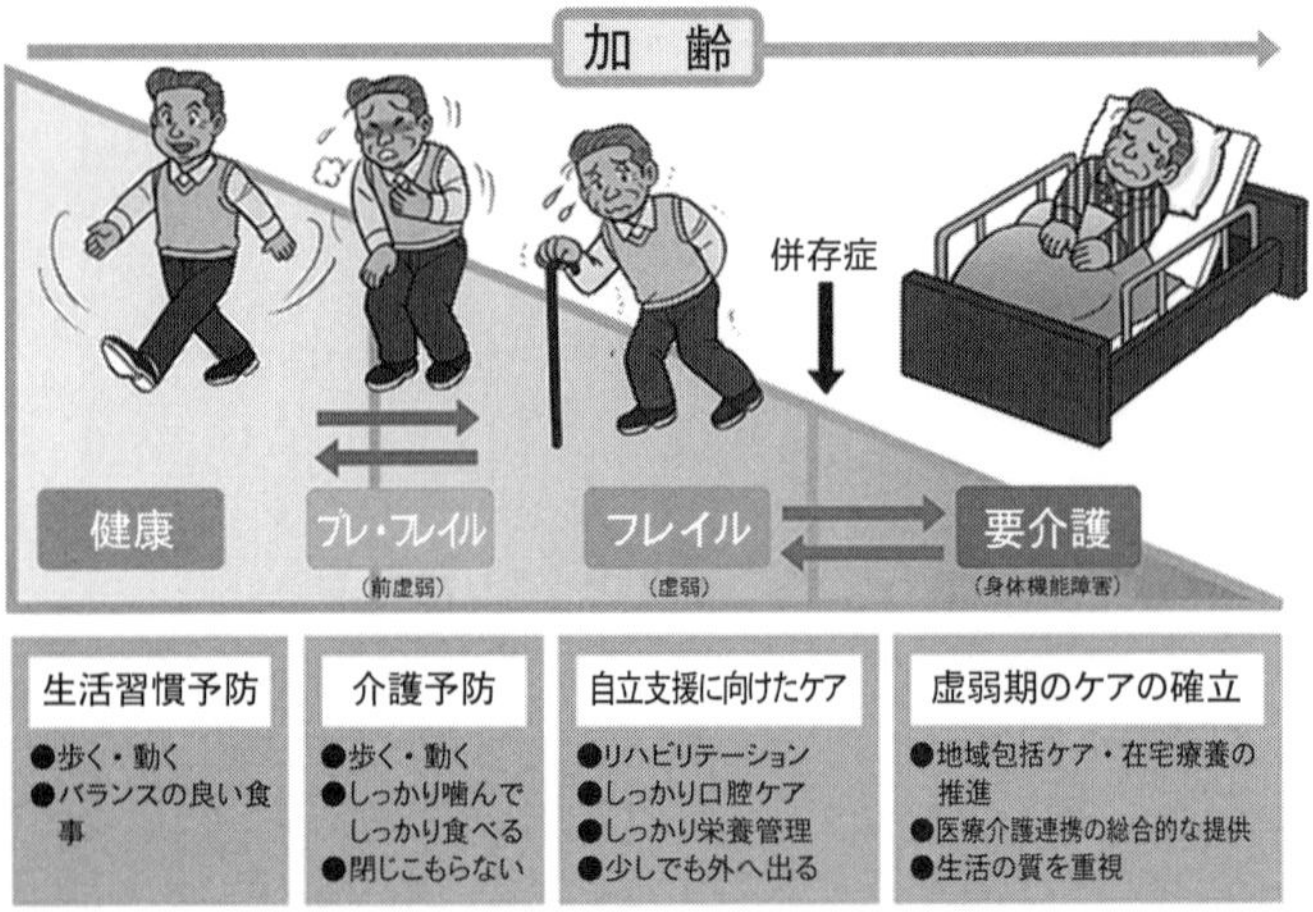

（東京大学 高齢社会総合研究機構・飯島勝矢：作図改編）

とって、フレイルは大きな問題となります。

フレイルから寝たきりなどの要支援・要介護状態に進むと、ＱＯＬ（生活の質）が著しく落ち、家族の負担が増え、介護費も莫大なものとなります。日本人は、平均寿命では世界のトップクラスですが、要支援・要介護の期間（平均寿命から健康寿命を引いた期間）が長いことも、**図6－1**に示すように特徴となっています。

フレイル対策には「運動」と「食」！

フレイルの対策には、まず以前の自分と現在の自分を比較して、どのような差異があるかを認識することです。言葉を換えれば「自己反省」ということです。これが重要です。次のような人は注意しましょう。

❶ 最近、走ると息切れをする。
❷ 前よりも疲れやすくなったような気がする。

（1）高齢者保健福祉推進十か年戦略に基づいて設置された公益法人で、長寿科学の振興を通じて国民の健康と福祉の増進に取り組んでいます。〒470–2101　愛知県知多郡東浦町大字森岡字源吾山1–1　あいち健康の森健康科学総合センター（あいち健康プラザ）4階　TEL: 0562–84–5411　E-mail: soumu@tyojyu.or.jp。

❸　外出するのがおっくうなときがある。
❹　最近、ちょっと痩せてきた。

あなたは大丈夫ですか？　これらに気付いたら早めの対策が必要です。健康のためには、一七二ページに掲載したイラストのように、「歩く・動く運動」と「バランスのよい食事」が不可欠となります。

すでに、あなたはお気付きでしょう。「運動」と「食」は、アンチエイジング・若返りの基本なのです。フレイル対策とは、簡単に言うとQOLがマイナスにならないように目指すことです。しかし、本書で述べているアンチエイジング・若返りは、それをさらに進め、「より若く、より美しく」を目指す積極的なアプローチとなっています。

読者のみなさんには、「トキメク未来」をもっていただき、自分に適した運動、バランスのよい食事を心がけ、これらを粘り強く継続してアンチエイジング・若返りに挑戦していただきたいです。その努力の積み重ねが、強力なフレイル対策になるのです。

表 6-1　要支援・要介護の期間（2016 年）

	健康寿命	平均寿命	要支援・要介護の期間
男性	72.14 歳	81.09 歳	8.95 歳
女性	74.79 歳	87.09 歳	12.3 歳

厚生労働省データより作成。

歩く・走るは人間の歴史

運動に関して、改めて人類の歴史を振り返ってみましょう。

約三〇〇〇〇年前のクロマニヨン人から今日までの長い歴史のうち、九九・九九パーセント以上が「歩く・走る歴史だった」と言っても過言ではないでしょう。たとえば、我々の先祖は食料を確保するために獲物を歩いて追跡していました。時には、凶暴化した獲物に出くわすこともあったでしょう。そうなると、食料を諦めて必死に走って逃げたはずです。まさに、人は食べるために走り、食べられないように走ってきたわけです。

「走ることは、太古の祖先から我々の遺伝子に組み込まれてきた宿命のようなものなのです。私たちは走るために生まれた」（クリストファー・マクドゥーガル／近藤

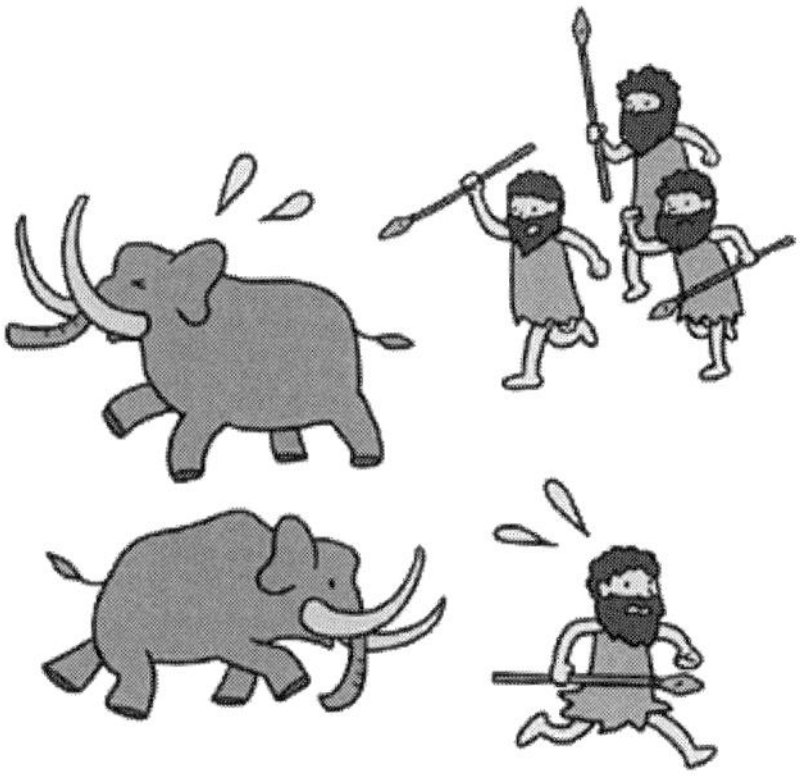

隆訳『BORN TO RUN――走るために生まれた』NHK出版、二〇一〇年、一三二ページ）とも言えます。しかし、ここ約一〇〇年、交通機関の発達によって走らなくなりました。そして、エレベーターやエスカレーターによって歩くことさえしなくなったのです。歩く・走るという遺伝子をもっているのに、それをしないということは「才能のもち腐れ」、「退化のプロセス」としか言えません。

そのうえ、過食とも言える食生活を送っている人が多くなっています。これでは、肥満、メタボリックシンドローム、そして糖尿病などといった生活習慣病が増えていくのは当たり前です。

何らかの工夫をしてでも、継続可能な運動を行いましょう！　運動の効用は、みなさんが思っている以上にたくさんあります。

運動すると脳の血流がよくなり、セロトニン、ノルアドレナリンやドーパミン（思考や感情にかかわる重要な神経伝達物質）が増えることが知られています。そして、先に紹介した「鬱《うつ》」の改善（運動中に「鬱」になったことがあるでしょうか?-）、ストレス解消、集中力の向上、更年期障害の緩和など数多くの効用があります。また、インスリン様成長因子（IGF-1）や成長ホルモン（GH）が増え、若返り・アンチエイジングにもつながるのです。

筋肉貯金をしよう！

ところで、宇宙飛行士が長期間の無重力状態から帰還したとき、自らの足で立ち上がれないという映像を見たことはありませんか？これは、無重力状態の生活において筋肉が落ちた結果を物語るものです。地球上では、病気などが理由で長く寝込むと、そのまま「寝たきり」につながることがあります。

スポーツ選手のように筋肉レベルの高い人なら、病気やケガが治ったあとにリハビリによって元の生活に戻ることができますが、一般の人の場合は最悪な結果を迎えることがあります。それゆえ、筋肉レベルを高い状態に

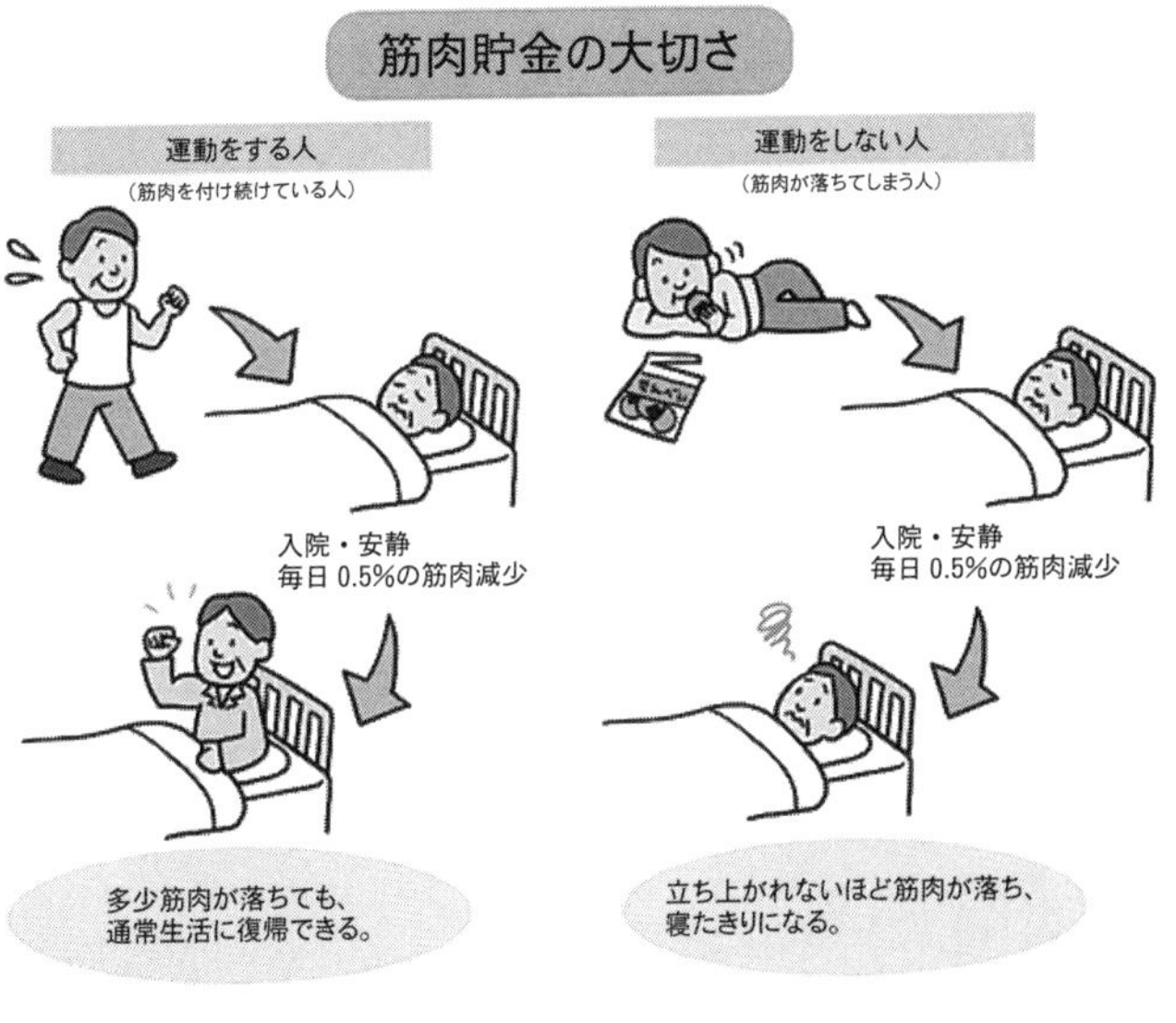

筋肉貯金の大切さ
運動をする人
（筋肉を付け続けている人）
運動をしない人
（筋肉が落ちてしまう人）
入院・安静
毎日 0.5%の筋肉減少
入院・安静
毎日 0.5%の筋肉減少
多少筋肉が落ちても、
通常生活に復帰できる。
立ち上がれないほど筋肉が落ち、
寝たきりになる。

保つことがとても重要となります。

かなり以前になりますが、日本抗加齢医学会のシンポジウムで、当時、早稲田大学教授であった福永哲夫先生（その後、鹿屋体育大学学長）は、健康生活における筋肉の大切さを次のように語っていました。

「みんなで伸ばそう健康寿命、使えばなくなるお金の貯金、使って貯めよう筋肉貯筋」

ユーモアあふれる有意義なシンポジウムだったことを、今でもしっかり記憶しています。運動をして筋肉を強化することは、健康生活を維持し、健康寿命を伸ばすことに大きく貢献するということがお分かりいただけるでしょう。

骨密度・骨質も上げよう！

骨についても考えてみましょう。言うまでもなく、運動と深い関係があります。丈夫な骨をつくるには「骨密度」を上げ、「骨質」をよくすることが大切となります。その骨質の強化には、運動が大きく関係してきます。現在、あまり問題視されていませんが、将来大きな問題になるのではないかと予想されているのが「骨粗鬆症《こつそしょうしょう》」（二二三ページ参照）です。

骨粗鬆症とは、骨密度が低下して骨がスカスカになり、骨折が起こりやすくなる病気です。

骨粗鬆症の原因には、加齢、生活習慣（運動不足、食生活など）、喫煙、閉経後のホルモンバランスの変化などが挙げられます。また、骨の強さは、約六〜七割が骨密度、残りの三〜四割が骨質で決まります。

骨にはカルシウムが必要なことはご存じでしょうが、カルシウムだけを摂っても、ビタミンDが不足していると腸からの吸収が悪くなることをご存じでしょうか？　さらに、ビタミンKもカルシウムの吸収には大切な栄養素となっています。繰り返しとなりますが、インスタント食品に多く含まれているリンはカルシウムの吸収を妨げます。

骨を強化する方法

❶ 骨の強化に必要な栄養素（カルシウム、ビタミンD、ビタミンK、コラーゲン[2]）をしっかり摂ります。逆に、リンを多く含むインスタント食品などは控えます。

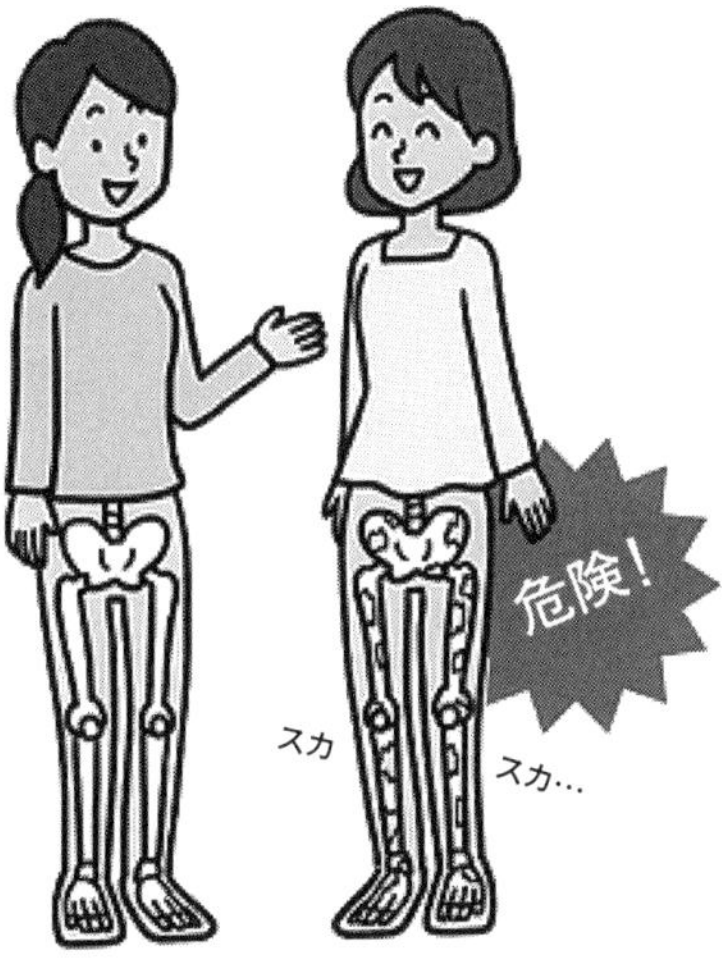

骨は外から見えませんが、まさに人間の屋台骨です。

❷骨折は、寝たきりの原因になったり、時には死期を早めたりします。それを防ぐには、骨密度と骨質の強度を上げることが求められます。骨強度というと、一般的にはカルシウムが有名ですが、実はコラーゲンも深くかかわっています。

❸骨を鉄筋コンクリートの建物にたとえますと、弾力性のあるたんぱく質のコラーゲンが鉄筋の骨組み、カルシウムやミネラルがコンクリートにあたります。コラーゲンが弾力を担い、カルシウムやミネラルが骨の硬さを担っています。

❹走ることや歩くことは骨に刺激を与え、骨質の強化につながります。また、腹筋、背筋運動は骨を支える筋肉の強化につながります。

❺睡眠をしっかりとりましょう。骨と骨の間隔は寝ている間に大きくなり、立っている間に小さくなります。人によっては、その差が二センチ〜三センチにもなります。

是非、これらのことを参考にしてください。「いやいや、私はもう手遅れだから……」とは言わず、何歳になっても「人生はこれから」ということを忘れないでください。

何もしないと、筋肉も骨も弱くなり、時には骨折につながります。身長が縮み、何より、寝たきりで何年も過ごす可能性が高まるのです。運動を励行《れいこう》し、食事にも気を配り、できることから少しずつはじめましょう。何もやらない人に比べると、近い将来、天と地の開きが出てきます。

持続しやすく効率のよい「筋トレウォーキング」

ここからは、体力強化の方法を紹介しましょう。数多くの運動の仕方があるわけですが、できるだけ短時間で効率よく、体力を鍛える「筋トレウォーキング」を紹介しましょう。もちろん、私もやっています。

「運動が体によいことは分かっているが、これまで一日一万歩を目指してウォーキングなどに挑戦したができなかった」とか「運動する時間がない」という人でも継続しやすいのが「筋トレウォーキング」です。やりやすく画期的なこのウォーキング法は、「ニューヨーク・タイムズ」をはじめとする多くのメディアで取り上げられました。私も、この方法を開発した信州大学大学院の能勢博教授が開催した少数セミナーに出席して、勉強をしてきました。

（2）たんぱく質の一種であり、体中のあらゆる組織に存在している成分です。

「筋トレウォーキング」のすすめ

この方法は、長寿日本一の長野県において二〇年近くも支持されています。五四〇〇人が「筋トレウォーキング」を行い、その効果が科学的に実証されているのです。

近年、高負荷の短時間運動と、軽い運動もしくは休息を組み合わせた「インターバルトレーニング」の効用が次々と報告されています。その考えをウォーキングに取り入れたのが「筋トレウォーキング」です。

「ゆっくり歩き」と「速歩き」を三分間ずつ交互に行います。交互に行うことで辛さが軽減されるほか、飽きることなく続けることができます。そして、パワー（筋力）とスタミナ（持久力）を一気に鍛えることが可能となるのです。

背筋をピンと伸ばし、二五メートルほど先を見て、大きめの歩幅で「ややきつい」と感じる速さで歩いてください。大股で歩くことでパワー（筋力）が鍛えられ、脂肪を燃焼させることができます。

一日の目標は、「ゆっくり歩き三分＋速歩き三分を五セット」です。これを週に四回、合計一二〇分行います。そうすると筋力がアップし、継続することで筋肉量や代謝、基礎体温も上がります。もちろん、ストレスの発散や快眠にもつながります。

さらに効果を高めたい場合は、ウォーキング後に牛乳や植物性たんぱく質が豊富な豆乳を飲みます。運動で傷んだ筋肉の修復効果が高まり、結果として筋肉量が増加します。また、記録をつけるというのもよいでしょう。努力が報われていく様子が目に見える形で残り、モチベーションが高まります。

ただし、最初は自分に合った強度・回数からはじめることが大切です。無理は禁物、少しずつ週一二〇分という目標に近づくようにしてください。張り切りすぎて、疲労をため込んではいけません。

平均年齢六五歳前後の男女六〇〇人にこの「筋トレウォーキング」を四か月続けてもらった結果、体重、血糖値、血圧のすべてが低

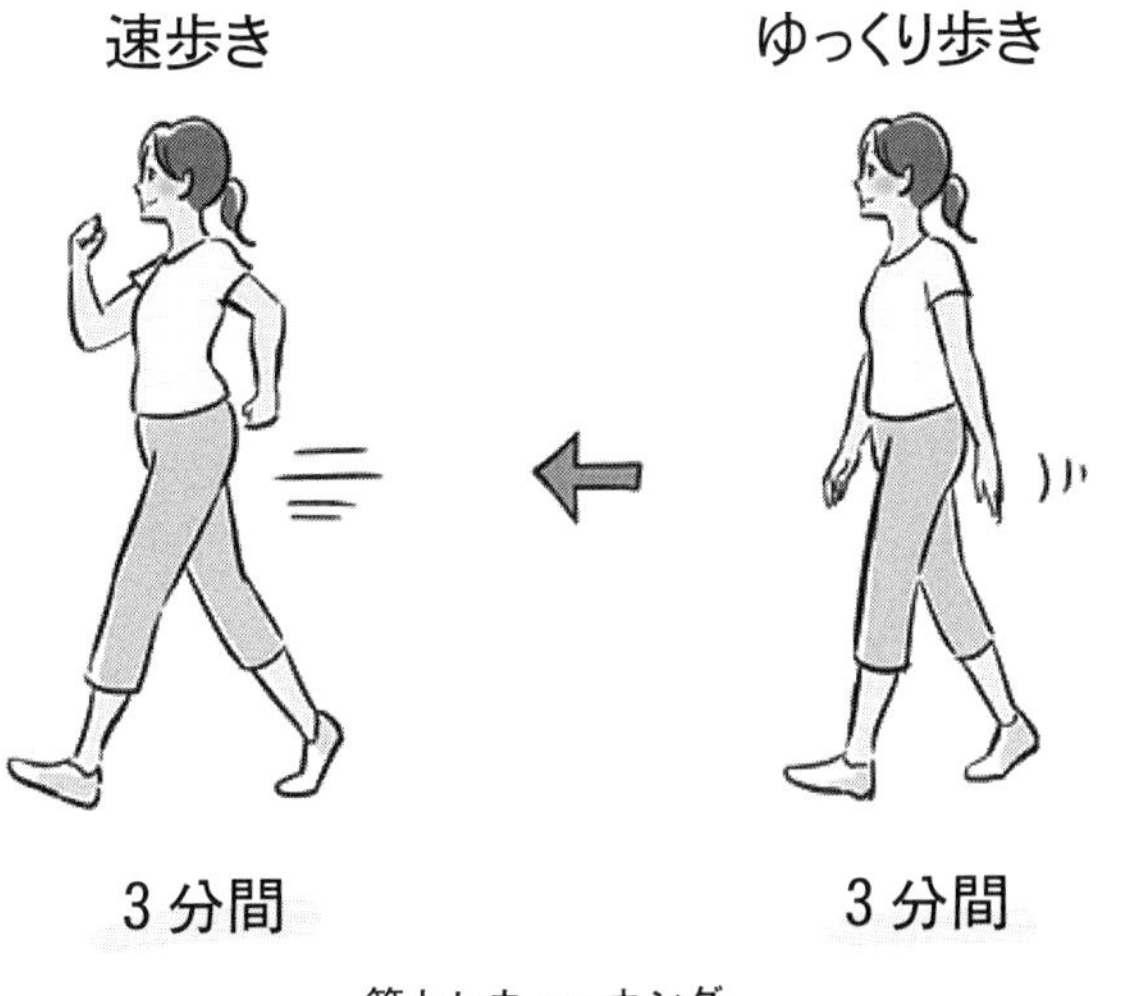

筋トレウォーキング

下していました。「筋トレウォーキング」以外はとくに食事制限は設けず、普通に生活をしてもらったうえでの結果です。みなさんも試してみてください。

室内でできるスクワットとランジ

雨の日などに室内でできる運動として、スクワットとランジを紹介しましょう。ご存じのとおり、下半身の運動です。下半身には大きな筋肉が集まっており、全身を構成している筋肉量の六〜七割を占めていると言われています。それゆえ、下半身を強化すると基礎代謝が向上し、脂肪がつきにくい体になるのです。

この運動も、ストレッチなどの準備体操をしっかり行ってからはじめましょう。また、無理のない回数からはじめてください。何といっても継続することが大事です。

運動するかしないかで健康寿命が一五年も変わる！

筋力は、二〇代をピークにして三〇歳すぎから毎年一パーセントずつ低下していくとされています。一〇年だと一〇パーセントも減るということです。八〇歳にもなれば、二〇歳の

スクワットのやり方

① 肩幅程度に両足を開く。

② 椅子に腰掛けるイメージで、大腿部が地面と平行に近くなるまでお尻を落としていく。このとき、膝がつま先より前に出ないようにする。

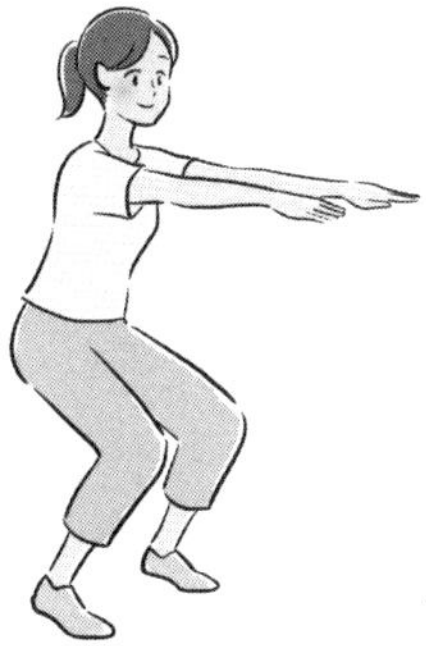

1セット15回を2〜3セット行う。

ランジのやり方

① 胸を張り、背筋を真っすぐにして両手を腰に置く。

② 上半身の姿勢を保ちながら、右脚を前方に踏みだす。そして、元の位置に戻す。反対側も同様にする。

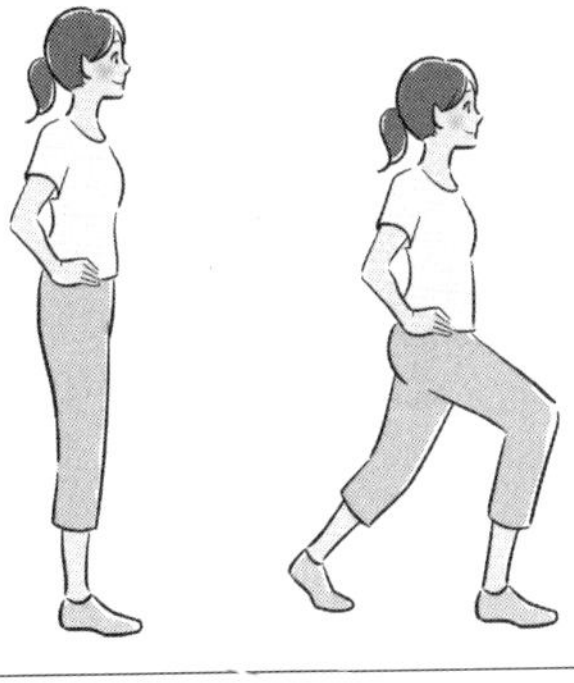

1セット15回を2〜3セット。

ときの約五〇パーセントしかないということになります。そして、持久力も筋力と同じく減少していきます。

この筋力と持久力の低下による体力の衰えを、分かりやすく示したのが**図6―2**です。このグラフは、年齢ごとに「身体活動量」がどのように変化しているのかを示しています。身体活動量とは、歩く、立つ、持つなど、体を使う活動の総量のことで、世間で言われている「体力」だと考えてください。

一般的に、この身体活動量が二〇歳代の三〇パーセント以下になると、日常生活のために必要な動作をすることが困難になると言われています。三〇パーセントというラインが、寝たきりになる可能性が高くなる目安と考えてください。

また**図6―2**は、日頃からなにがしかの運動をしている人と、とくに運動をしていない人の体力の変化も表し

図6–2　年齢ごとの身体活動量

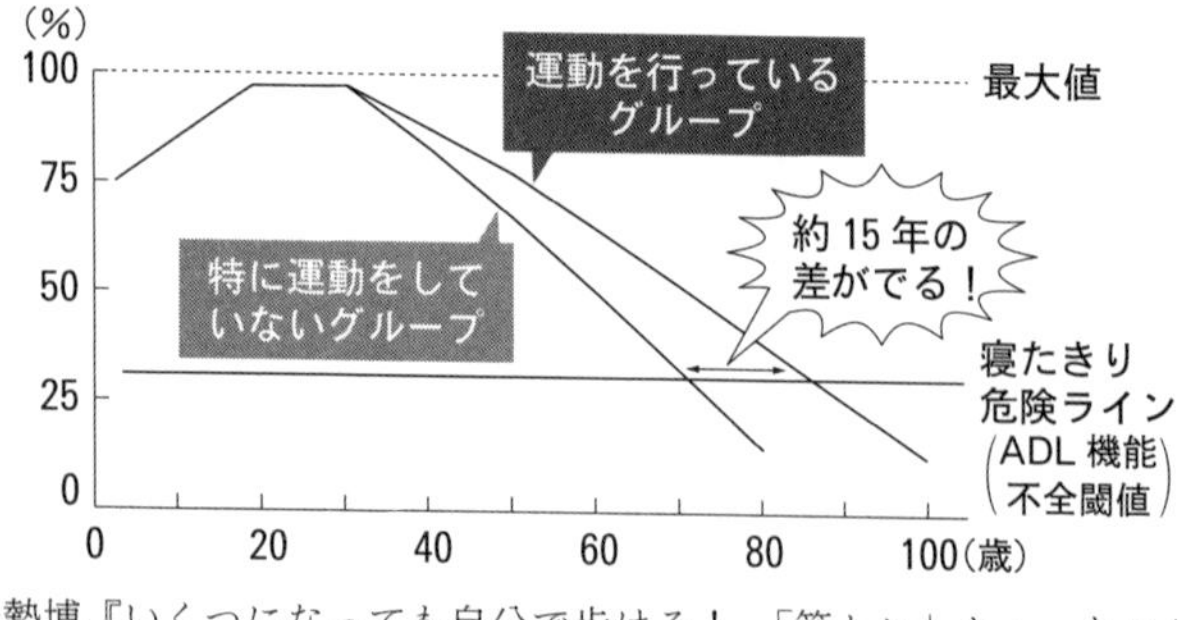

能勢博『いくつになっても自分で歩ける！「筋トレ」ウォーキング』（青春新書出版社、2015年、51ページより。

ています。どちらも三〇代あたりからゆるやかに減少するわけですが、運動をしている人のほうが減少の度合いが少ないことが分かります。日頃から運動をしていない人は七〇歳あたりで「寝たきり危険ライン」を超えてしまいますが、運動をしている人は九〇歳の手前まで「寝たきり危険ライン」を超えないのです。

この一五〜二〇年という違いは、日頃から運動をしているか、していないかの差だけなのです。少し意識して運動を続けるだけで、自由に動ける期間を最大二〇年も延ばすことができるのです。ゴロゴロしているあなた、今すぐ運動をはじめましょう！

もし、長い期間運動を継続することができたら、一年後にどのような変化が起こるでしょうか？　目を閉じて想像してみてください。たぶん、次のような変化が現れるはずです。

❶ 運動のあとはグッスリ深く眠れる（肌によい）。
❷ 全身運動をするため、毎日トイレもスッキリ（便秘の改善）。
❸ 猫背が改善された（姿勢美人・美男に）。
❹ メタボ体形が改善された（シャープなスタイル美人・美男）
❺ 汗をかくため、新陳代謝がよくなった（肌がツルツルに）。
❻ 体力・スタミナが増強された（スポーツも仕事もバリバリ楽しめる）。

このように、日常生活にとってよいことがたくさんあるのです！　運動をやる価値は、あなたが想像する以上にあるということです。

とはいえ、みなさんのなかには、「体力がないので無理！」とか「付いていけなかったらどうしよう？」などと考えて、なかなか踏みだせない人もいることでしょう。そんなときこそ、先に紹介した「幸せの四つの因子」のなかにある「やってみよう因子」とか「なんとかなる因子」を使いましょう（三五ページ参照）。

世の中には、優しい人がたくさんいます。ちゃんと見守ってくれたり、手助けもしてくれるはずです。それこそ、何とかなるものです。参加表明の決断さえすれば、あなたにもできるはずです。といっても、やはり継続するのは難しいものです。継続するために、運動をはじめたら次のことをやりましょう！

①実行したことを記録する――例を挙げましょう。私の場合はアナログ派なので、小さな手帳に記録しています。その日に走った距離数や筋トレの有無、登った山名（百名山やセブンサミッツなど）は黒字で書いています。一方、マラソン大会の記録や体重は赤字で書いてい

ます。また、この記録表をつなぎあわせて折り畳み、常に一〇年前まで見られるようにしています。

先月や前年との比較や大会の記録などに目がいくと、「去年はずいぶん頑張っていたなぁ」などと意識するようになり、やる気も自然と出てきます。また、体重の記入は健康管理にもつながります。さらに「トキメク目標」があれば、それを達成しようと継続力が湧きあがってくるはずです。自分なりに工夫を凝らして記入すれば、モチベーションは必ず高まります。

②仲間をつくる——仲間をつくると、ちょうどよいライバルが出てきます。ライバルには負けたくないものです。自然と、運動を継続するようになります。仲間をつくるためには、サークルに入るというのもいいでしょう。私は、ジムのランニングクラブや仲間との「勝手に走ろう会」のほか、有料のマラソン練習会[3]に参加しています。また、登山に関しては、「三浦豪太の大人の探検学校[4]」や、個人的な集まりである「若手との山の会」（少しハード）と「山大好きの会」に入っています。

（3）「eAマラソン練習会」レベルごとにペースメーカーがつきます。
（4）〒151−0051　東京都渋谷区千駄ヶ谷3−10−3　ミウラ・ドルフィンズ内　TEL 03−3403−2061

このようなサークルに入っていると、イベントへの誘いがたくさん来ます。参加すると仲間も増えますし、節制するようにもなり、自然と生活習慣や食習慣が規則正しいものになります。もうお分かりですよね。このような習慣をつけることで、体力を強化するだけでなく、健康管理においても大きなメリットになるということです。

いよいよ運動開始！——久しぶりに運動をするという人に

日頃から運動している人であれば、本書に書いていることのなかから参考になる部分を取り入れればいいわけですが、腰痛などをもっている人や久しぶりに運動するという人はやはり注意が必要です。

腰痛などの持病がある人には「**亀の戦法**」がおすすめです。私の場合も、この戦法ではじめました。

❶あなたは、ウサギとカメの競争では、カメのほうを選ばなくてはいけません。どんな運動でも、あせらずにコツコツとやりましょう。どんなに周りがすごく見えても、最後の勝者はあなたなのです！　このことを忘れないでください。

❷運動経験や知識のある人（ジムのトレーナーなど）に相談して、自分に合った運動のメニューをつくってもらいましょう。思いつきの運動方法や、あなたに合わない、意味のない運動をはじめるのは失敗のもとです。また、はじめたら時々見直しも必要です。

❸故障があることはプラスだと考えましょう。痛さがブレーキとなって、張り切りすぎないために続くのだと考えましょう。

❹スタート時の体重、ＢＭＩ[5]、身体の状態が将来どのように変化するのかを楽しみ、目標とするため、運動記録を手帳などに記入しましょう（体重、ＢＭＩ、運動時間や距離数、その日の身体の状態など）。「書く」という行為が大切なポイントとなります。ただし、やはり焦りは禁物です。じれったいとは思いますが、「一～二年後が楽しみ」ぐらいの感覚でいましょう。途中経過を見て、少しでも改善していると嬉しくなり、モチベーションを引き上げてくれます。

❺ハイキングや軽い運動、負担の少ないイベントに思い切って申し込みましょう。新鮮で、ウキウキする目標をつくることも強力なモチベーションになります。「**亀の戦法**」における

（5）（Body Mass Index）世界共通の肥満度の指標です。「BMI＝体重（kg）／身長（m）の2乗（標準値＝22）」標準値に近いほど病気にかかる確率が低いと言われています。

る最大の武器は、地道な努力です。長い道のりの先には、明るく活動的で、素晴らしいあなたが待っているはずです（もし、肉離れや捻挫をしたら、必ず医師の指導に従ってください）。

次は、久しぶりに運動を再開される人に紹介する「**張り切りすぎない戦法**」です。

❶「よし、運動をやるぞ！」と決意しても、とにかく張り切りすぎないことです。オーバーワークになり、強い筋肉痛になったりすると、脳は「二度と運動はイヤ！」という状態になります。精神免疫学でいうところの「脳と体は対話をしている」ということです。たとえば、いきなりマラソン大会などに出て強烈な苦しみを味わってしまい、二度と運動する気になれないという人が結構います。さらに怖いのが、肉離れなどといった大きな故障です。

❷故障をもっている人と同じですが、やはり運動記録の記入が効果的です。週間・月間走行キロ数、継続できたなら「年間」走行数も記録し、過去の記録と比較するのです。「先月は三キロをこんなタイムで走っていたんだ！　それに比べて、今月は少し早くなった！」とか「ＢＭＩが一ポイント下がった！　確かにウエストが減った！」など、少しでもよい

兆候が出できたら、もの凄いモチベーションになります。

❸大会やイベントにエントリーしましょう。目標ができたら自然と頑張るものです。ただし、マラソンなら、いきなりフルマラソンに出場するようなことは止めましょう。最初は一〇キロレース、次はハーフマラソン、そして、大丈夫と感じてからフルマラソンです。少しだけ練習をして、いきなりフルマラソンに出て故障する人がたくさんいます。いったん故障をすると、走りたくても走れなくなってしまうのです。

❹これらの方法にハードルが高いと感じる人や、そこまで運動のために時間がとれないという人は、先に紹介した「筋トレウォーキング」などを行ってください（一九六ページから参照）。そして、運動が実行できた日は、手帳に「〇印」を付けましょう。この〇印、月間や年間で何個になるでしょうか？

もう一度、一年後、二年後のあなた自身を想像してみてください。運動を長期に継続すればするほど、これまでの人生において一番素敵なあなたがいるはずです。さらに、未来のあなたは筋肉量が増えているために代謝がよくなっていますので、少しの食べすぎや飲みすぎも怖くありません。もちろん、行動範囲が増えることになりますので、今まで考えられなかった世界への挑戦も可能になっていきます。

「そうなりたい！」というイメージを強くもちましょう！　そんなイメージが強ければ強いほど頑張れるはずです。

攻めの健康法

八〇歳で三度目となる世界最高峰のエベレスト（八八四八メートル）登頂に成功した三浦雄一郎さんの言葉に印象深いものがあります。それは、「攻める健康法」です。「攻めの運動」と言ってもいいでしょう。

三浦さんは、健康法には「守りの健康法」と「攻める健康法」の二種類あると説明しています。守りの健康法は、現状を維持するために、早寝早起きやウォーキングなどといった無理のない形で行うものです。しかし、それではエベレストに登ることはできません。それに対して攻める健康法とは、三浦さんの場合は両足首に重りをつけ、重りを入れたリュックサックを背負って生活をし、体力を強化するという方法です。

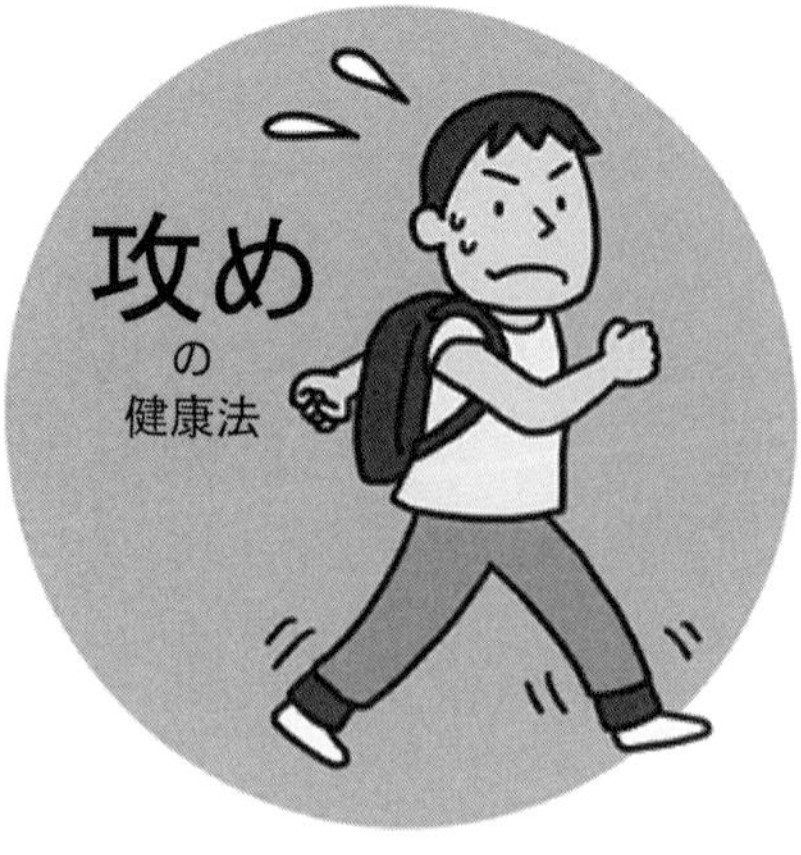

一年目は片足に一キロずつ、背中に五～一〇キロの重み、そして徐々に増やしていき、最終的には片足一〇キロずつ、背中に三〇キロという合計五〇キロの負荷をかけ、トレーニングに励んだと言います。その結果、エベレストに登っているのです。「凄い」のひと言しかありません（三浦雄一郎『攻める健康法』双葉新書、二〇一五年参照）。

要するに、並みのことをやっていては過酷なことには挑戦できない、達成できないということです。私も、三浦さんの話を聞いたあと、ヨーロッパ大陸のエルブルース、南米のアコンカグア、北米のデナリ（旧マッキンリー）に登る二か月ほど前から、片足に二キロの重り（アンクルベルト）を付けて生活をしました。

重りを外すと、当然ながら足は軽く感じます。本番のときに履く登山靴は重いので、ちょうどよい感じがします。また、言うまでもなく下半身の強化につながります。体力をつけ、さらにレベルアップを図りたい人は、今までとは違うこの「攻める健康法」を応用し、実践すれば体力強化につながります。

初めてのミニトライアスロン

二〇〇二年八月（戸籍年齢五四歳）のマチュピチュ旅行後も、ランニングと筋トレはしっかりと続けていました。それからちょうど一〇年後の二〇一二年二月（戸籍年齢六四歳）に開催された東京マラソンに出場しました。そのころは精神免疫学を活用していましたので、自称年齢五二歳になりきっていました。

さて記録ですが、ネットタイム（スタートラインを通過してからゴールまでの時間）の記録は三時間五四分九秒でした。マチュピチュへ旅行したころは、ハーフマラソンにようやく挑戦したというレベルです。そこから一〇年で、フルマラソンが走れるほど筋力と持久力がついたのです。そう、年齢に関係なく、運動を継続すれば力はつくのです。

このころは、先ほど紹介した三浦さんの「攻める健康法」に刺激されていましたので、普段行っているランニングや筋トレ以外に、さらに鍛えることができる方法はないかと考えていました。

そんなときです。二〇一三年七月一五日、横浜の日産スタジアム（横浜国際総合競技場）で、「第一回日産スタジアムトライアスロン大会」（現・「ビギナーズトライアスロンin日産スタジアム」）があることを知ったのです。

トライアスロンでは、「スイム」、「バイク（自転車）」、「ラン」という三つの競技を行います。それまでトライアスロンをやったことがありません。バイクとランは何とかなりそうでしたが、クロールで水中の息継ぎができませんでした（背泳と横泳ぎ［古式泳法］なら一～二キロは泳げたのですが……）。

ところが、この大会では、「トライアスロン」という名前が付いているのですが、スイム一五〇メートル、バイク一〇キロ、ラン五・五キロと、トータルの距離がとても短い大会だったのです。さらにスイムは、プールでの一五〇メートルという距離です。「これなら何とかなる！」と、思い切って参加することにしました。

そして、いざ本番の日です。一般男子の部への登録者数は一二〇名でしたが、当日の出場者数は一〇三名でした。最初の競技は、日産スタジアムに隣接する医科学センタープールでのスイムです。年齢の若い順に一〇秒間隔でスタートしていきます。私の順番（戸籍年齢）はラストから二番目です。先にスタートした人を見ていると、当然のごとく全員がクロールで泳いでいます。

徐々に、スタートの順番が近づいてきます。どうしようか？「よし、最初の二五メートルは目立つから、なんとか息継ぎなしのクロールで泳ぎ、ロープをくぐったあと、次の二五メートルからは背泳にしよう」と決心しました。最初の二五メートルの途中で、一〇秒前にスタートした人を追い抜きました。何しろ息継ぎなしですから、速く反対側に着かないと大変なのです。とはいえ、反対側に着いたら呼吸がゼイゼイハアハアで、心拍数が一気に上がったような感じがしました。

その状態で背泳です。今度は進行方向が見えないので、天井のマークを探し、それを見ながら、反対側のプールサイドに頭をぶつけないように恐る恐る泳ぎました。でも、一度上がった心拍数を泳ぎながら下げるというのはやはり無理です。バテバテ、酸欠状態で、あと一〜二メートルでゴールにタッチと思っていたら、競技委員が寄ってきて声をかけてきました。

「君、もういいよ！　上がりなさい！」

どういう意味でしょうか？　唯一、背泳で必死に泳いでいる私を見て、君はゴールタッチをしなくてもよいから溺れる前に早くプールから上がりなさい、ということらしいのです。しかし、わずか一〜二メートルでもタッチをしなかったら完泳とはなりません。競技委員の指示を無視して、ゴールにタッチしてスイムを終了しました。

やれやれ、という感じです。次は、スタジアムの四階にあるトランジッションエリアに移動し、ウエア、靴、手袋、時計、ヘルメットを装着して、一キロのコンコースをバイク（自転車）で一〇周します。スイムで上がった心拍数を落とすために、しばらくは無理をせずにマイペースで走ることにしました。二〜三キロ走るとかなり心拍数が落ち着いてきたのが分かったので、ピッチを上げました。

コンコースの反対側は風がかなり強く、前傾姿勢を深くすると、ハンドルに伸ばした上腕が痛くなります（腕立て伏せの姿勢で、何十分もそれを保つというイメージ）。バイクはにわかに用意したものなので微妙なバランスがとれず、腕時計のタイムを見るのが精いっぱいという状態でした。スピードが出ているため、ギアチェンジなどをしようものなら転倒しそうなので、一度もギアチェンジができませんでした。

最後は、経験のあるラン。トランジッションエリアでヘルメットと手袋をはずし、直射日光を避けるための帽子をと思ったら、ないのです。間違いなく準備をしておいたのですが、強風で飛ばされたようです。バイクで太もも（大腿四頭筋）を使っているためか腿が上がらず、足を引きずりながら、帽子なしのスタートとなりました。

二階のコンコースは屋内なので日は当たりませんが、スタジアムのトラックは直射日光がた

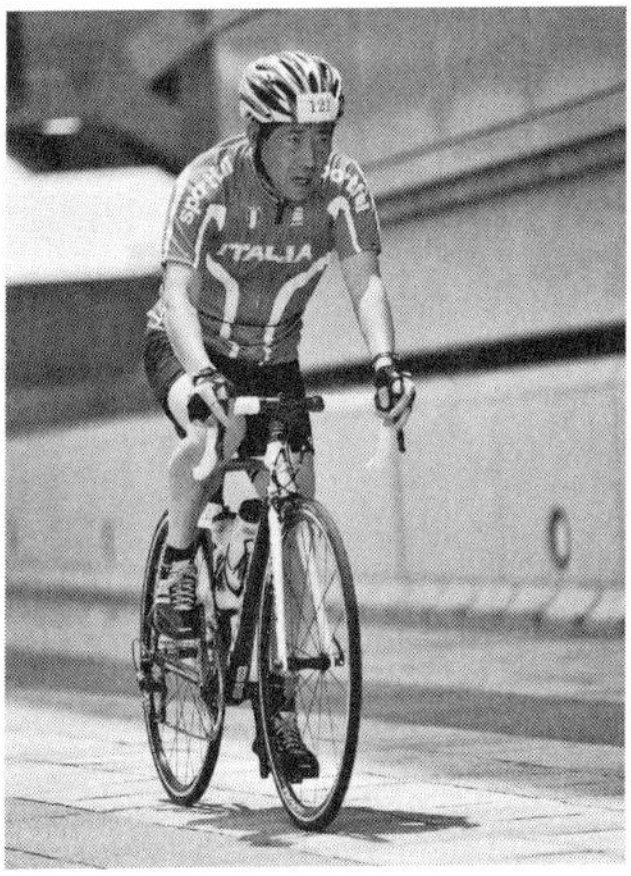

初めてのトライアスロン、もちろんバイクも初

っぷりです。ゴールまでに二〇人以上は抜いたと思いますが、最後まで思うようにペースが上がらず、レースは終了しました。

すべてが初体験の大会でした。その結果はというと、送られてきた成績表によると、一般男子出場者一〇三名中、スイム一〇〇位（ビリから四番目）、バイク七八位、ラン五五位で、総合順位は六九位でした。戸籍年齢では一〇三名中一〇二番目（私より年上は一名だけ）でしたが、スイム以外ではある程度上位に入ることができました。

このときに強く思ったことは、「クロールの息継ぎの練習をしよう！」ということです。トライアスロンでは、前方が見えるクロールが必須となります。それには、息継ぎができなくてはどうしようもありません。ごく当たり前のこととして、プールで息継ぎの練習をはじめることにしました。どんな練習かというと、プール内で一歩、二歩、三歩と歩いて、ブクブクと沈み（このときに息を吐く）、次は水面に顔を出してパッと息を吸うというものです。これを繰り返して、水に慣れることからスタートしました。この練習を重ねて、息継ぎをしての二五メートルがなんとか泳げるようになりました。

その日、達成記念日として手帳に記入し、一人で密かに乾杯しました。さらに五〇メートルが泳げるようになったときも記念日です。その後、一〇〇メートル、一五〇メートル、二

○○メートルと記録を更新していきました。この間は、何メートル泳げるかが目標で、タイムは関係ありません。ところが、その後はなかなか距離が延びませんでした。「七五〇メートルなんてとても無理だ！」と、苦しくて目標を断念したくなるときも正直ありました。

そんなときは、泳げなかった過去の自分と比較して、「以前に比べたら何十倍も泳げるようになったじゃないか！　凄いじゃないか！」とプラスに考え、自身を励ましながら乗り越えました。

こんな悪戦苦闘の結果、なんとか一〇〇〇メートルほど泳げるようになりました（スピードはともかく）。軽い気持ちで出場したミニトライアスロンのおかげかもしれません。水泳だけではなく、運動の幅も広がりましたし、登山時の体力も強化されました。水泳の練習をしたことで肺活量が増えたようです。

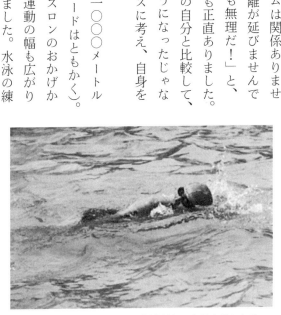

悪戦苦闘の結果、クロールの息継ぎができるようになる

「トキメク目標」実現のためには体力が必要

この章では、体力のことや運動に関することを説明してきたわけですが、今でも鮮明に記憶として残っているのが、約二〇年前のマチュピチュで出会った日本人男性です。高山病の奥さんをクスコに残し、夫婦二人でマチュピチュを見るという夢が叶わず、なんとも悔しい表情をされていました。このように、体力と行動力がなければ、念願としていた夢が叶わないのです。

この男性のことを忘れることなく、「トキメク目標」に向かって今日も運動を継続しています。クロールの息継ぎができないにもかかわらずミニトライアスロンに挑戦したのも、すべて自分の「トキメク目標」を達成するためだったのです。

目標と体力は比例関係にあります。目標が高ければ高いほど、強い体力を必要とします。体力と行動力が伴えば、これまで以上に何倍も人生を楽しむことができるのです。そのことを、本書において証明したと思っています。

本書を読み終えた今、この後どうするか、それはあなた自身が決めてください。「人生一

○○年時代」をどのように生きていくのか、どのような生活を送るのか、そして家族をはじめとして、社会にどのように貢献していくのかについて考えてください。最後に、一つだけ進言させていただきます。

あなたの体力や行動力を向上させることができるのは「あなた」だけです！

あとがき

日本の国家財政は破綻寸前

近年、日本の人口減少と高齢化は、国力と財政にとって大きなマイナス要因となっていることはみなさんご存じのことと思います。二〇一五年の日本の総人口は、同年の国勢調査で一億二七〇九万人でした。「国立社会保障・人口問題研究所」の日本の将来推計人口（平成二九年推計）によれば、出生率がおおむね一・三五前後の出生中位（死亡中位）の推計では、二〇四〇年の一億一〇九二万人を経て、二〇五三年には一億人を割って九九二四万人となり、二〇六五年には八八〇八万人になると推計されています。

そのなかで、七五歳以上の人口割合は確実に高まり、高齢化に伴う国民医療費の増加は国家財政に大きな影響を及ぼすことが必至です。

具体的な金額で示しましょう。二〇一七年度の一般会計予算（当初）は、九七兆四五四七億円です。それに対して国民医療費は四三兆七一〇億円と、国家財政に大きな割合でのしかかっています（予算は財務省、国民医療費は厚生労働省より）。この医療費に関連する日本人の死因は、厚生労働省の「二〇一九年、人口動態統計月報年計（概数）の概況」によれば、トップが悪性新生物（ガン）、そして心疾患、老衰、脳血管疾患、肺炎と続いています。

さて、国家財政ですが、これもみなさんご存じのとおり、国債（借金）の占める割合が多くなっており、破綻寸前ではないかと心配されています。国家財政を個人家庭の家計に置き換えてみましょう。たとえば、ある家庭の家族構成を、おじいさん、おばあさん、お父さん、お母さん、そして子ども二人の合計六人としましょう。

高齢化が進み、おじいさんはガンで入院しました。おばあさんは糖尿病です。糖尿病から症状が悪化し、今後、人口透析を必要とする腎障害や認知症にならないともかぎりません。こうなると、おじいさんとおばあさんの医療費がお父さんの収入に比べて大きくなり、家計を逼迫させてしまいます。足りない金額は借金をするという形で、家計をやり繰りしなければなりません。その借金は、子どもか、その先の孫が返済するということになるでしょう。このような状態が、現在の日本国家における財政状況なのです。

若返る法を実践すれば医療費は削減できる

このような財政状況を改善する方法の一つは、みなさんが健康を害して医療費のお世話にならないことです。それには、生活習慣病の代表である「糖尿病」、現在の死因トップである「ガン」、そして、今後世界の最重要課題になると言われている「認知症」について、まずは対応を見直す必要があります。

この改善に貢献できるのが、本書で紹介した「若返る法」ではないかと考えています。みなさん一人ひとりが、具体的に「○○歳若い」と強く思い込み、心に「トキメク目標」をもつのです。そして、「美と若さ」を取り戻す武器を使い、悪いとされる生活習慣とは「おさらば」をするのです。

自分にあった適度な運動、バランスのよい食事、脳の活性化を促すために読書などをしっかり行ってください。これらを継続さえす

美と若さを取り戻す生活習慣

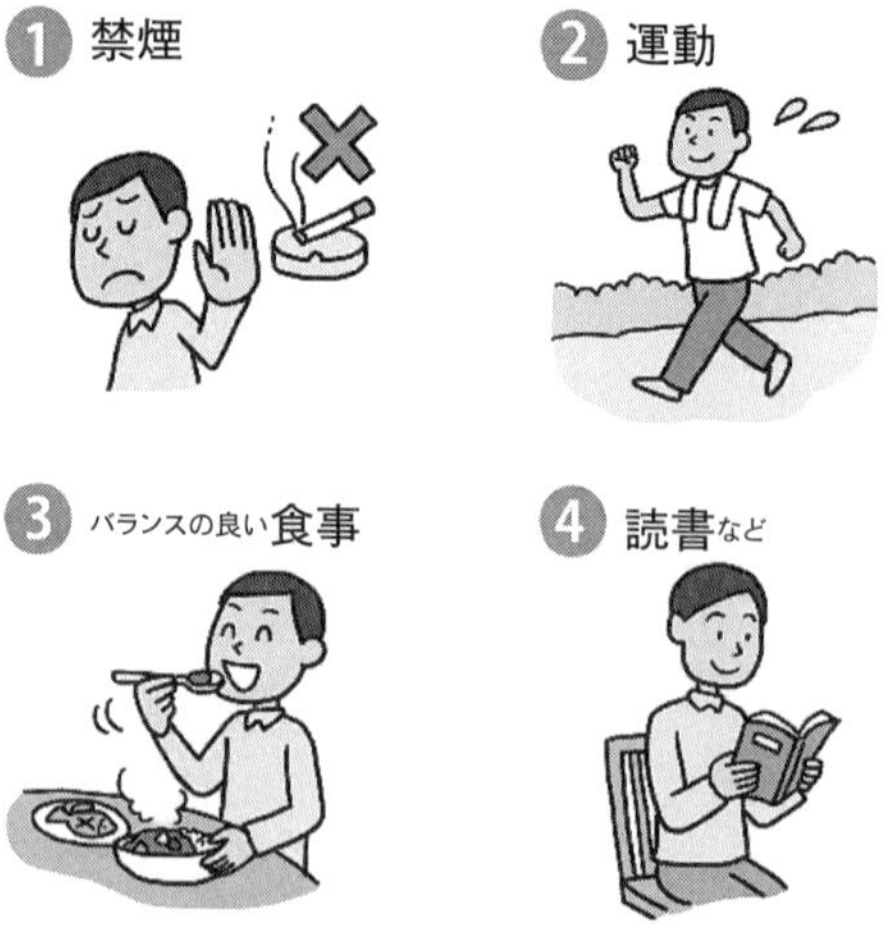
1 禁煙
2 運動
3 バランスの良い食事
4 読書など

れば、「見た目が美しくて若い」、「脳はシャープ」、「体力は屈強」なあなた自身が現れるのです。そうなれば、無駄な医療費は発生しません。

さらに、糖尿病をはじめとする生活習慣病、ガン、認知症というリスクからも大きく遠ざかりますし、家庭から病人がいなくなります。このような輪が広まれば医療費の削減化に貢献することになり、国家財政は健全化することでしょう。まさに、「塵も積もれば山となる」のです。これこそ「三方よし」のトリプル効果です。

何の努力もしない人たちの延長線上には、糖尿病などの生活習慣病が原因となる医療費が大きな口を開けて待っています。一方、本書の読者であるみなさんが行った「若返る法」の先には「美と若さ」があり、将来、子どもや孫に借金返済を任せるという事態にならないはずです。そうです！　将来の子どもたちのためにも「美と若さ」を手に入れてください！

最後になりますが、本書を執筆するにあたってお世話になったみなさんに感謝を申し上げます。「すいせん文」をお書きいただきました三浦雄一郎さん、また新聞などで私を紹介していただいた三浦豪太さん、誠にありがとうございました。そして、本書の出版社である株式会社新評論をご紹介いただき、本書の印刷をしていただきました株式会社理想社の田中宏明さん、さらに執筆のアドバイスをいただいた新評論の武市一幸さんにも感謝致します。また、「若返る法」のきっかけとなり、女性目線で助言をくれた娘の元井美貴にも感謝します。
一人でも多くの方々が本書を手にし、「若返る法」を実践していただきますことを願って筆を置きます。ありがとうございました。

元井益郎

二〇二一年　五月

参考文献一覧

第1章
・神庭重信『こころと体の対話』文春新書、一九九九年
・V・E・フランクル『夜と霧』霜山徳爾訳、みすず書房、一九五六年
・eLIFE（電子版）2017.8.15
・Science,331,542-3,（2011）

第2章
・藤田紘一郎『脳はバカ、腸はかしこい』三五館、二〇一二年
・前野隆司『幸せのメカニズム』講談社現代新書、二〇一三年

第3章
・済陽高穂『図解　今あるガンが消えてゆく食事』マキノ出版、二〇一八年
・NHKスペシャル 人体 ミクロの大冒険　あなたを守る！老いと戦う細胞
・生田哲『ストレスに負けない脳の作り方』セミナー（二〇一八年六月開催）
（以下の論文は、「露地栽培アガリクスを飲むとどうなるか？」の裏付けとなるもの）

・Yamanaka D et al., Int Immunopharmacol. (2012),14 (3):311–319.
・Liu Y et al., Evid Based Complement Alternat Med. (2008),5 (5):205–219
・Yamanaka D et al., Immunopharmacol Immunotoxicol. (2012),34 (4): 561–570.
・Ishibashi K et al., Int J Med Mushrooms. (2009),11 (2):117–131.
・Yuminamochi E et al., Immunology. (2007),121 (2):197–206.
・藤原憲治、京都府立医科大学雑誌 118 (12), 823–841, 2009.
・Motoi M et al, Int J Med Mushrooms. (2015) 17 (9):799–817.
・Krueger J et al., Ann N Y Acad Sci. 933:211–21. The role of cytokines in physiological sleep regulation. (2001)
・Jewett K et al., Vitam Horm. 89: 241–257. Humoral Sleep Regulation; Interleukin-1 and Tumor Necrosis Factor. (2012)

第4章

・竹内一郎『人は見た目が9割』新潮新書、二〇〇五年
・竹内一郎『やっぱり見た目が9割』新潮新書、二〇一三年
・小若順一、国光美佳『食事でかかる新型栄養失調』三五館、二〇一〇年
・西沢邦弘『日本人のための科学的に正しい食事術』三笠書房、二〇一八年
・岡嶋研二『髪がみるみる生える、ふえる、きれいになる25の習慣』主婦の友社、二〇一四年

・明川哲也『メキシコ人はなぜハゲないし、死なないのか』晶文社、二〇〇三年
・日野原重明、劉影『病気にならない15の食習慣』青春出版社、二〇〇八年

第5章

・Livingston G, et al. Lamcet. 2017 Jul 19
・牧田善二『医者が教える食事術　最強の教科書』ダイヤモンド社、二〇一七年
・西沢邦弘『日本人のための科学的に正しい食事術』三笠書房、二〇一八年
・新井平伊『脳寿命を延ばす』文春新書、二〇二〇年
・西野精治『スタンフォード式　最高の睡眠』サンマーク出版、二〇一七年
・江崎禎英『社会は変えられる』国書刊行会、二〇一八年
・Sci Rep.2019 Jun 13;9（1）:7730.
・日本抗加齢医学会雑誌『ANTI-AGING MRDICINE』（株）メディカルレビュー社
・ジョンJ．レイティ／野中香方子訳『脳を鍛えるには運動しかない！』NHK出版、二〇〇九年
・能勢博『「筋トレ」ウォーキング』青春新書プレイブックス、二〇一五年
・天野暁・荒井ヒロ子『人生を好転させる発想と習慣32』日之出出版、二〇一八年
・デヴィッド・スノウドン／藤井留美訳『100歳の美しい脳』DHC、二〇〇四年

第6章

・能勢博『「筋トレ」ウォーキング』青春出版社、二〇一五年

・クリストファー・マクドゥーガ／近藤隆文訳『BORN TO RUN』NHK出版、二〇一〇年

・山本正嘉『登山の運動生理学とトレーニング学』東京新聞出版局、二〇一六年

・三浦雄一郎『攻める健康法』双葉新書、二〇一五年

著者紹介

元井益郎（もとい・ますろう）

1946年（昭和21年）新潟県柏崎市生まれ。

東京薬科大学薬学部卒。薬学博士、薬剤師、日本抗加齢医学会認定指導士、NRサプリメントアドバイザー、毛髪診断士
1969年、漢方薬メーカーのジェーピーエス製薬（株）に入社、製造・製品開発部門に勤務。

1973年、東栄新薬株式会社設立。外用薬メーカーとしてスタートしたが、ブラジルの「神のキノコ＝ブラジル露地栽培アガリクス」に出合い、東京薬科大学をはじめ多くの大学および研究機関と、その研究開発に力を注ぐ。

2003年、サプリメントメーカーのサンプライズ株式会社を設立。

2016年、「露地栽培アガリクスの機能性に関する研究」（東京薬科大学・学術リポジトリ）としてまとめ、博士（薬学）を取得。

著書として、『薬学博士が教える　医師と薬に頼らない　がん治療』（大学教育出版、2021年）がある。

49歳からの「若返る」教科書
——人生設計の技術——

（検印廃止）

2021年6月15日　初版第1刷発行

著　者　元井益郎
発行者　武市一幸

発行所　株式会社 新評論

〒169-0051 東京都新宿区西早稲田3-16-28
http://www.shinhyoron.co.jp

TEL　03（3202）7391
FAX　03（3202）5832
振替　00160-1-113487

定価はカバーに表示してあります。

落丁・乱丁本はお取り替えします。

装幀　山田英春
印刷　理想社
製本　中永製本所

ISBN978-4-7948-1185-1
Printed in Japan

新評論　　好評既刊

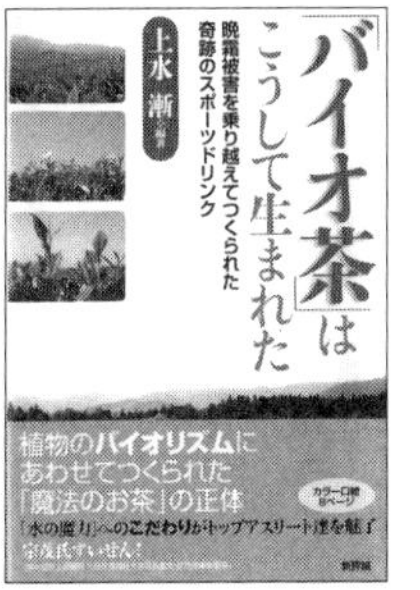

上水漸編著

「バイオ茶」はこうして生まれた

晩霜被害を乗り越えてつくられた奇跡のスポーツドリンク

「水の魔力」への魅了と追究が、植物のバイオリズムにあわせた「魔法のお茶」を作り出した。宗茂氏（旭化成陸上部・顧問）すいせん！

四六並製　196 頁＋カラー口絵 8 頁　1980 円
ISBN978-4-7948-0857-8

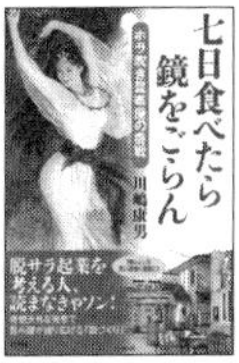

川嶋康男

七日食べたら鏡をごらん

ホラ吹き昆布屋の挑戦

卑弥呼や楊貴妃を人質に、ホラを吹いてみよう、女を口説いてみよう?昆布専門店「利尻屋みのや」が仕掛けた、小樽の街並み復古大作戦！

四六並製　288 頁　1760 円　ISBN978-4-7948-0952-0

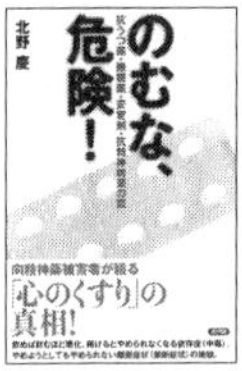

北野 慶

のむな、危険！

抗うつ薬・睡眠薬・安定剤・抗精神病薬の罠

薬害被害者が語る“心のくすり”の真実――悪化・中毒・禁断症状の罠。薬物療法からの解放を求めて。

四六並製　240 頁　1980 円　ISBN978-4-7948-1000-7

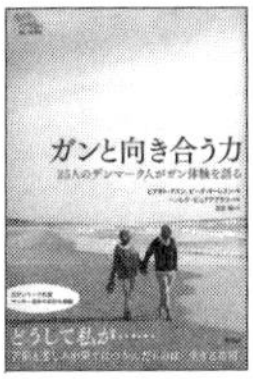

B・マスン＋P・オーレスン編／写真：H・ビェアアグラウ／石黒暢訳

ガンと向き合う力

25 人のデンマーク人がガン体験を語る

5 人が赤裸々に語るガン闘病体験。人間のもつ弱さと強さ、絶望と希望、苦悩と歓喜が胸を打つ感動のドキュメンタリー。

A5 並製　240 頁　2420 円　ISBN978-4-7948-1013-7

＊表示価格はすべて税込み価格です。